AF816026

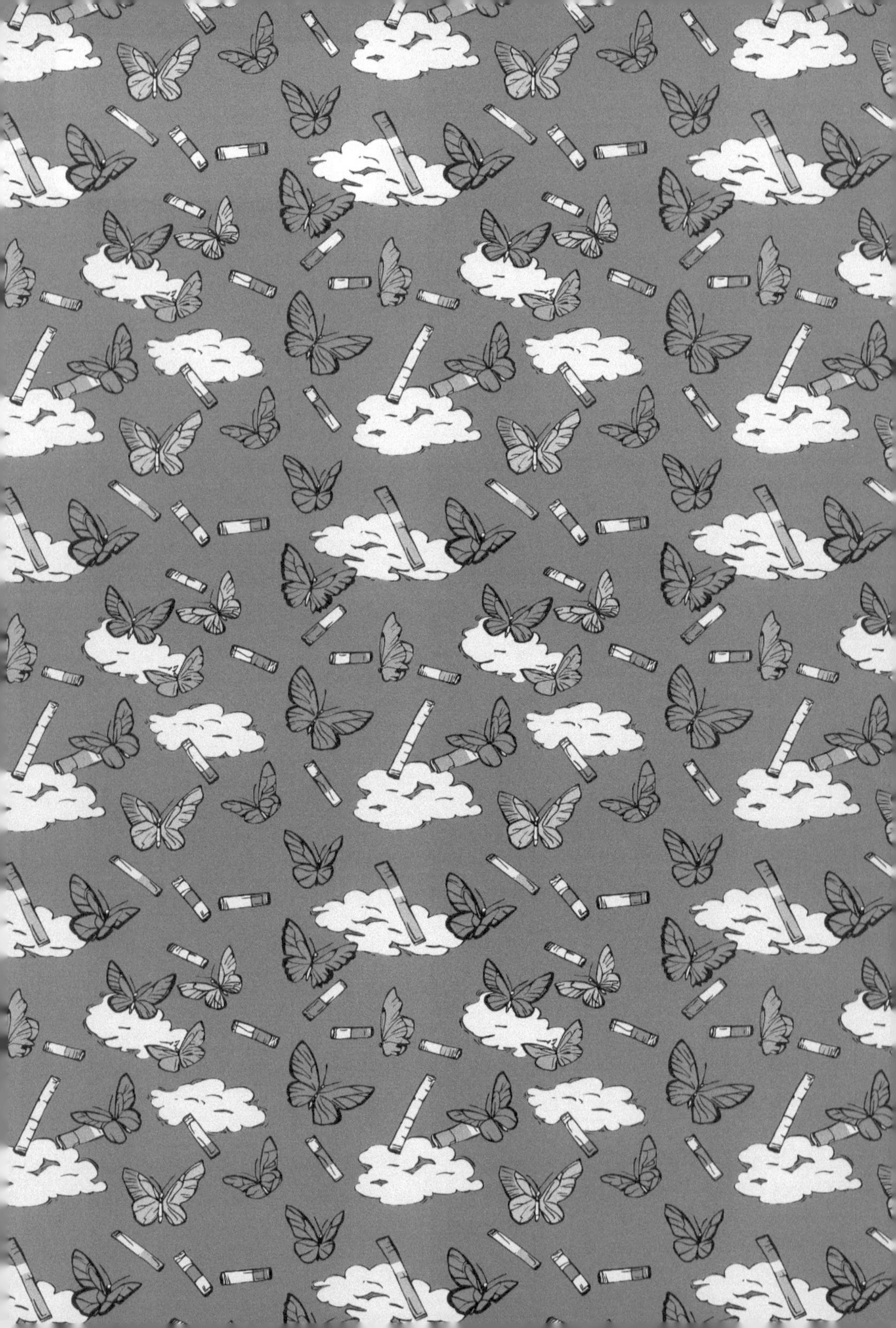

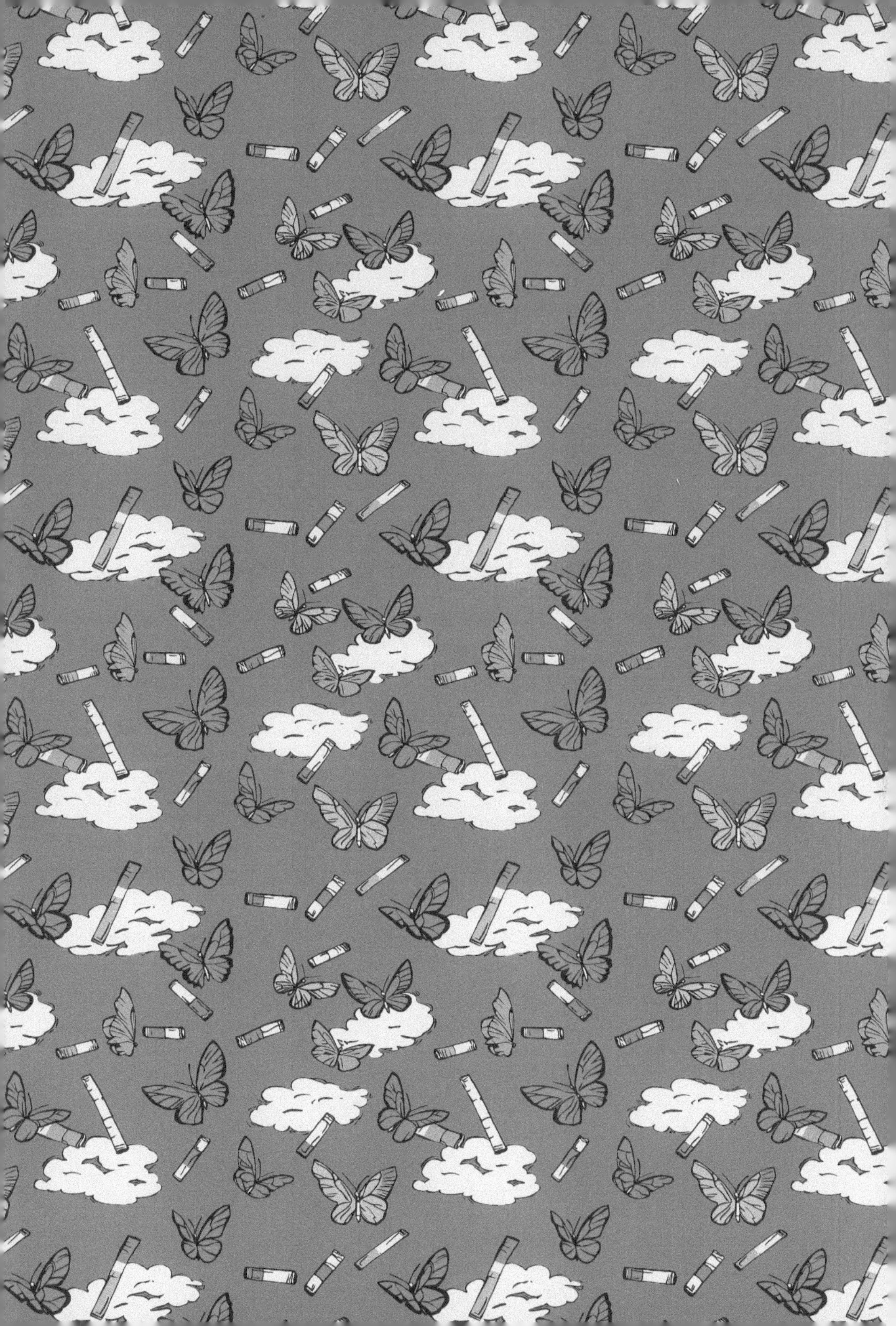

## Aviso legal

Saage Media GmbH
c/o SpinLab – The HHL Accelerator
Spinnereistraße 7
04179 Leipzig, Germany
E-Mail: contact@SaageMedia.com
Web: www.SaageMedia.com
Commercial Register: Local Court Leipzig, HRB 42755 (Handelsregister: Amtsgericht Leipzig, HRB 42755)
Managing Director: Rico Saage (Geschäftsführer)
VAT ID Number: DE369527893 (USt-IdNr.)

Editorial: Saage Media GmbH

Publicación: 02.2025

Diseño de portada: Saage Media GmbH

ISBN Tapa blanda (es): 978-3-384-52175-0

ISBN Ebook (es): 978-3-384-52176-7

## Legal / Avisos

Todos los derechos reservados. Ninguna parte de este libro puede ser reproducida, almacenada o transmitida sin el permiso escrito del editor.

Los enlaces externos y las referencias a fuentes enumerados en este libro fueron verificados al momento de la publicación. El autor no tiene influencia sobre los diseños y contenidos actuales y futuros de las páginas vinculadas. El proveedor del sitio web vinculado es el único responsable de los contenidos ilegales, incorrectos o incompletos, así como de los daños que surjan del uso o no uso de la información, no quien hace referencia a la publicación respectiva a través de enlaces. Todas las fuentes externas utilizadas se enumeran en la bibliografía. A pesar del cuidadoso control del contenido, no asumimos ninguna responsabilidad por el contenido de fuentes externas. Los operadores de las fuentes citadas son los únicos responsables de su contenido. Las imágenes y fuentes de terceros están marcadas como tales. La reproducción, procesamiento, distribución y cualquier tipo de explotación fuera de los límites de los derechos de autor requieren el consentimiento por escrito del autor o creador respectivo.

Este libro ha sido traducido del alemán. No se pueden descartar completamente las desviaciones del original o los errores de traducción. Todas las fuentes citadas en el libro están disponibles en inglés. No asumimos ninguna responsabilidad por inexactitudes o malentendidos de contenido que puedan surgir por la traducción.

Los datos de los diagramas que no están marcados explícitamente con una fuente no se basan en estudios, sino que son suposiciones no vinculantes para una mejor visualización.

Este libro fue creado utilizando Inteligencia Artificial (IA) y otras herramientas. Entre otras cosas, se utilizaron herramientas para la investigación, la escritura/edición y la generación de ilustraciones decorativas. A pesar del control, no se pueden descartar completamente los errores. Nos gustaría enfatizar que el uso de la IA sirve como herramienta de apoyo para proporcionar a nuestros lectores una experiencia de lectura de alta calidad e inspiradora.

Las referencias y citas contenidas en este libro han sido cuidadosamente investigadas y reproducidas en su significado. La interpretación y presentación del contenido citado refleja la comprensión del autor y no necesariamente corresponde con la intención u opinión de los autores originales. Para las citas parafraseadas, las declaraciones principales de las fuentes originales se han incorporado al contexto de esta obra según el mejor saber y entender, pero pueden desviarse de las formulaciones originales y matices de significado debido a la transferencia y simplificación. Todas las fuentes utilizadas están completamente listadas en la bibliografía y pueden leerse allí en el original. La responsabilidad de la interpretación y la incorporación contextual del contenido citado recae en el autor de este libro. Para preguntas científicas e información detallada, se recomienda consultar las fuentes originales. El autor se ha esforzado por presentar temas científicos complejos de manera generalmente comprensible. No se pueden excluir simplificaciones y generalizaciones. No se puede garantizar la exactitud técnica y la integridad de las presentaciones simplificadas. La reproducción parafraseada de citas y hallazgos científicos se realiza conscientemente cumpliendo con la ley de citas según § 51 UrhG y todas las disposiciones relevantes de derechos de autor de otros países. Al simplificar, transferir y posiblemente traducir contenido científico a un lenguaje generalmente comprensible, se pueden perder matices de significado y detalles técnicos. El autor no reclama derechos sobre las obras citadas y respeta todos los derechos de autor de los autores originales. Si se detecta un uso no autorizado, el autor solicita ser notificado para tomar las medidas apropiadas. Para fines académicos y cuando se utiliza como referencia científica, se recomienda expresamente consultar las fuentes originales. La presentación simplificada sirve exclusivamente para información científica popular.

La información contenida en este libro sobre la deshabituación del tabaco y el abandono del hábito de fumar ha sido investigada cuidadosamente y compilada de la mejor manera posible. Sin embargo, no se puede garantizar la exactitud y la exhaustividad de los métodos y estrategias presentados. Los métodos de deshabituación y los consejos ofrecidos deben entenderse como medidas de apoyo y no sustituyen la consulta individual con profesionales médicos. Se recomienda encarecidamente consultar a un médico o consejero de adicciones antes de comenzar un proceso de deshabituación, especialmente en caso de enfermedades preexistentes o si se están tomando medicamentos. No se asume ninguna responsabilidad por daños a la salud o consecuencias que resulten de la aplicación de los métodos descritos. El uso de la información y la implementación de los consejos se realizan bajo la propia responsabilidad. Todos los nombres de marcas, denominaciones de productos y nombres comerciales mencionados son propiedad de sus respectivos titulares de derechos. La mención de productos y marcas tiene únicamente fines informativos. Los hallazgos científicos y los resultados de estudios corresponden al estado de conocimiento en el momento de la impresión. Nuevas investigaciones y desarrollos en el ámbito de la deshabituación del tabaco pueden llevar a recomendaciones diferentes. Las fuentes utilizadas y la literatura adicional se enumeran en el apéndice. Todos los contenidos, especialmente las estrategias y programas específicamente desarrollados para la deshabituación del tabaco, están protegidos por derechos de autor.

Bendis Saage

# Dejar de Fumar con Neurociencia: Como Dejar de Fumar Definitivamente

## Un libro para dejar de fumar que combina tratamiento, hipnosis y estrategias prácticas para liberarte del tabaco y mantener una vida saludable

105 Fuentes
41 Diagramas
21 Imágenes
7 Ilustraciones

© 2025 Saage Media GmbH

Todos los derechos reservados

**Queridos lectores,**

les agradecemos de corazón que hayan elegido este libro. Con su elección, no solo nos han brindado su confianza, sino también parte de su valioso tiempo. Lo apreciamos mucho.

Dejar de fumar es una de las decisiones más importantes para la salud, y a menudo una de las más difíciles. Este libro especializado ofrece un camino basado en la ciencia y probado en la práctica hacia una vida sin humo. Combina hallazgos actuales de la investigación sobre adicciones con métodos de deshabituación comprobados, teniendo en cuenta especialmente las diferentes necesidades de mujeres y hombres. Los lectores se benefician de un enfoque estructurado que aborda tanto los mecanismos biológicos de la dependencia de la nicotina como los aspectos psicológicos de dejar el tabaco. Estrategias concretas para manejar el estrés, el control del peso y los desafíos sociales hacen que el camino hacia ser no fumador sea comprensible y realizable. El libro acompaña a lo largo de todas las fases de la deshabituación: desde la preparación hasta la cesación del consumo y la estabilización a largo plazo de la libertad de fumar. Dé el primer paso hacia una vida más saludable, con un compañero probado a su lado.

Esta guía le proporciona información comprensible y práctica sobre un tema complejo. Gracias a herramientas digitales desarrolladas internamente que también utilizan redes neuronales, pudimos realizar investigaciones exhaustivas. El contenido se ha estructurado de manera óptima y desarrollado hasta la versión final para proporcionarle una visión general bien fundamentada y de fácil acceso. El resultado: obtiene una visión integral y se beneficia de explicaciones claras y ejemplos ilustrativos. El diseño visual también se ha optimizado mediante este método avanzado para que pueda captar y utilizar la información rápidamente.

Nos esforzamos por la máxima precisión, pero agradecemos cualquier indicación de posibles errores. Visite nuestro sitio web para encontrar las últimas correcciones y adiciones a este libro. Estas también se incorporarán en futuras ediciones.

¡Esperamos que disfrute leyendo y descubriendo cosas nuevas! Si tiene sugerencias, críticas o preguntas, esperamos sus comentarios. Solo mediante el intercambio activo con ustedes, los lectores, las futuras ediciones y obras podrán ser aún mejores. ¡Manténgase curioso!

**Bendis Saage**

Saage Media GmbH - Equipo

- www.SaageBooks.com/es
- support@saagemedia.com
- Spinnereistraße 7 - c/o SpinLab – The HHL Accelerator, 04179 Leipzig, Germany

## Acceso rápido al conocimiento

Para garantizar una experiencia de lectura óptima, nos gustaría familiarizarle con las características principales de este libro:

- **Estructura Modular:** Cada capítulo es independiente y puede leerse sin depender de los demás.
- **Investigación Exhaustiva:** Todos los capítulos se basan en una investigación exhaustiva y están respaldados por referencias científicas. Los datos mostrados en los diagramas sirven para una mejor visualización y se basan en suposiciones, no en los datos proporcionados en las fuentes. Una lista completa de fuentes y créditos de imágenes se encuentra en el apéndice.
- **Terminología Clara:** Los términos técnicos subrayados se explican en el glosario.
- **Resúmenes de Capítulos:** Al final de cada capítulo, encontrará resúmenes concisos que le dan una visión general de los puntos clave.
- **Recomendaciones Concretas:** Cada subcapítulo concluye con una lista de consejos específicos para ayudarle a poner en práctica lo aprendido.

**Materiales adicionales de bonificación en nuestro sitio web**

En nuestro sitio web, planeamos poner a su disposición los siguientes materiales exclusivos:

- Contenido adicional y capítulos extra
- Un resumen general compacto
- Una versión de radioteatro. (En planificación)

El sitio web está actualmente en construcción.

www.SaageBooks.com/es/dejar_de_fumar-bonus-2JRZH6

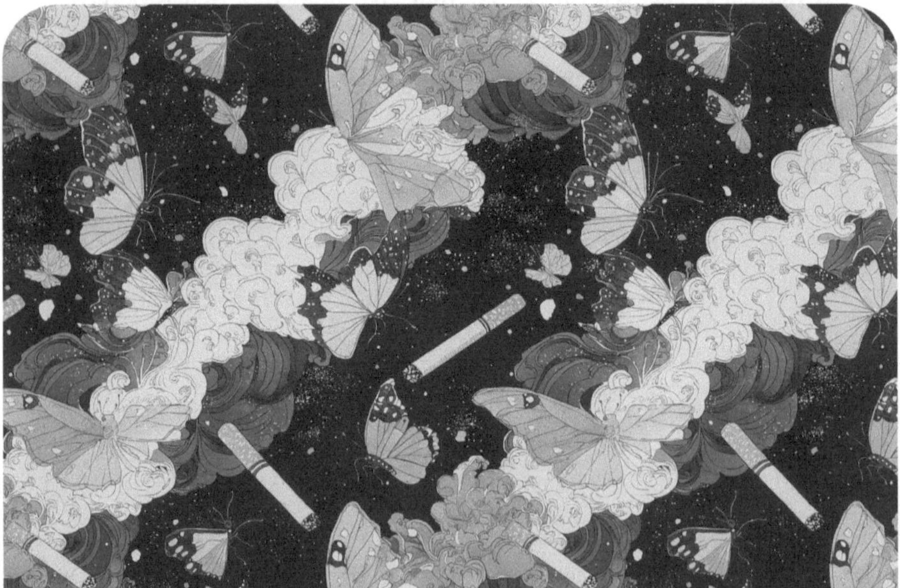

# Índice

- 3. Libre de humo en la vida diaria
  - 3. 1 Estrategias de afrontamiento
    - Manejo del estrés sin cigarrillos
    - Desarrollar acciones de reemplazo
    - Superar situaciones de riesgo
  - 3. 2 Entorno social
    - Apoyo familiar
    - Crear zonas libres de humo
    - Aprovechar la dinámica de grupo
  - 3. 3 Adaptación del estilo de vida
    - Cambio de dieta
    - Establecer rutinas de ejercicio

# 1. Fundamentos para dejar de fumar

¿Por qué a tantas personas les resulta difícil dejar de fumar, incluso cuando se lo han propuesto firmemente? El camino hacia la libertad del tabaco pasa por comprender los procesos físicos y mentales que juegan un papel en la dependencia del tabaco. La deshabituación exitosa se basa en métodos científicamente fundamentados que consideran tanto los aspectos biológicos como los conductuales. Los efectos positivos sobre la salud y la calidad de vida son evidentes desde el principio. En este capítulo, descubrirá qué mecanismos controlan su dependencia y cómo puede utilizarlos a su favor.

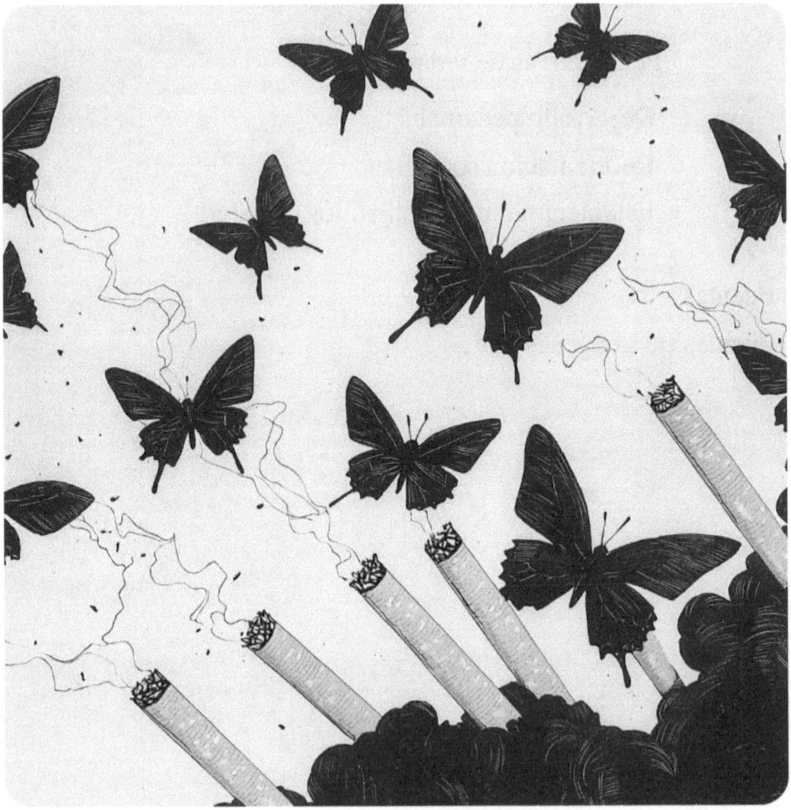

## 1. 1 Mecanismos biológicos

La dependencia de la nicotina surge de interacciones complejas entre la nicotina y el sistema nervioso. La unión de la nicotina a los receptores en el cerebro influye en la liberación de neurotransmisores como la dopamina, lo que conduce a sensaciones placenteras y al deseo de consumo repetido. Al mismo tiempo, se producen cambios neuroadaptativos que causan síntomas de abstinencia al dejar de fumar. Estos cambios afectan, entre otros, la cantidad y sensibilidad de los receptores, así como el metabolismo y la regulación del apetito. Los factores genéticos también juegan un papel en el efecto de la nicotina y el riesgo de dependencia individual. Comprenda las bases biológicas de la dependencia de la nicotina y allánese el camino hacia un futuro sin humo.

*La adicción a la nicotina es un fenómeno biológico complejo que surge de la interacción de la nicotina con el sistema nervioso, especialmente con el sistema de recompensa de dopamina, y que es modulado por factores genéticos. No es una debilidad de carácter.*

## Comprender la dependencia física

La dependencia física del tabaco surge a través de mecanismos biológicos complejos que se basan esencialmente en la interacción de la nicotina con el sistema nervioso. La nicotina se une a los receptores nicotínicos de acetilcolina (nAChRs), en particular a la subunidad $\alpha 4\beta 2^*$, que es ampliamente distribuida en el cerebro [s1]. Esta unión provoca la liberación de varios neurotransmisores, principalmente dopamina. La dopamina activa el sistema de recompensa en el cerebro, lo que conduce a las sensaciones placenteras que experimentan los fumadores y que motivan el consumo repetido [s2]. El consumo crónico de nicotina conduce a cambios neuroadaptativos. El número de nAChRs aumenta para compensar el flujo constante de nicotina [s3]. Al mismo tiempo, también ocurre una desensibilización de los receptores, lo que debilita la respuesta a la nicotina y hace que los fumadores necesiten más tabaco para lograr el mismo efecto [s4]. Esta desensibilización, combinada con el aumento en el número de receptores, crea un estado en el que el cerebro se ha acostumbrado a un suministro constante de nicotina. Cuando se interrumpe el suministro de nicotina, aparecen síntomas de abstinencia. Estos surgen, entre otras cosas, debido a una sobreactivación del sistema de receptores CRF-CRF1, que está asociado con las reacciones de estrés [s2]. Los síntomas de abstinencia, como irritabilidad, ansiedad, aumento del apetito o estados de ánimo depresivos, intensifican el deseo de nicotina y aumentan el riesgo de recaída [s4]. Comprender estos mecanismos puede ayudar a los fumadores a ver la dependencia física como un fenómeno biológico y no como un fracaso personal. La comprensión de que los factores genéticos influyen en la sensibilidad a la nicotina y en la tasa de metabolización puede además fomentar la motivación para dejar de fumar [s1]. Variaciones genéticas en el gen CYP2A6, que regula la metabolización de la nicotina, pueden influir en el riesgo de dependencia [s4]. La dependencia física comparte similitudes neurobiológicas con otras adicciones, como la dependencia de alimentos altamente calóricos [s5]. En ambos casos, el sistema de recompensa dopaminérgico juega un papel central y la disponibilidad de receptores D2 se correlaciona con la gravedad de la dependencia. También aquí, el consumo crónico puede llevar a una disminución de los receptores D2 y desencadenar un ciclo de sobreconsumo y síntomas de abstinencia [s5]. Estas paralelas subrayan la complejidad de la dependencia y la importancia de una consideración integral que tenga en cuenta tanto factores biológicos como conductuales [s6]. El papel del microbioma en la regulación de la recompensa y el desarrollo de la dependencia es un área de investigación prometedora que podría permitir nuevos enfoques terapéuticos en el futuro [s5].

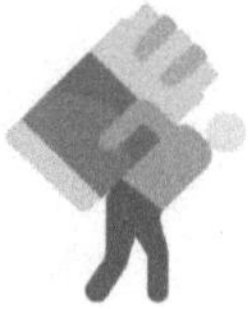

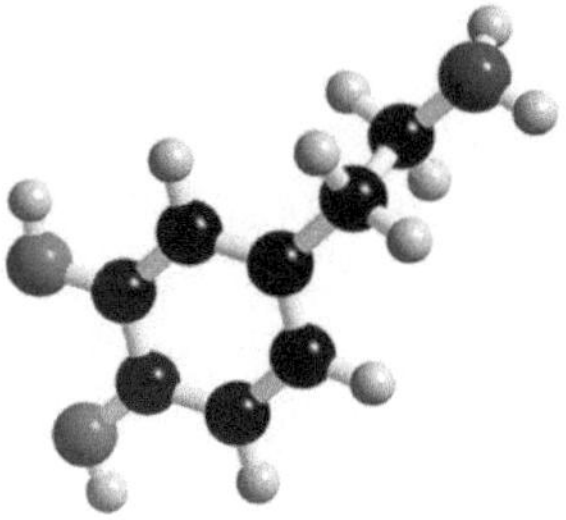

*Dopamina* [i1]

## Bueno saber

**Cambios neuroadaptativos**

Los cambios neuroadaptativos son ajustes en el cerebro que ocurren como respuesta al consumo crónico de nicotina. Estos cambios pueden influir en la cantidad y sensibilidad de los receptores y llevar al desarrollo de tolerancia y dependencia.

**Desensibilización**

La desensibilización describe la disminución de la sensibilidad de los receptores en el cerebro a la nicotina. Esto lleva a que los fumadores necesiten cada vez más nicotina con el tiempo para lograr el mismo efecto.

**Microbioma**

El microbioma, la totalidad de los microorganismos en el intestino, puede influir en la regulación de la recompensa y el desarrollo de la dependencia. La investigación investiga cómo el microbioma modula la respuesta a la nicotina y los síntomas de abstinencia.

**Neurotransmisores**

Los neurotransmisores son mensajeros químicos en el cerebro que transmiten señales entre las células nerviosas. La nicotina influye en la liberación de varios neurotransmisores, incluida la dopamina, lo que contribuye a los efectos adictivos del fumar.

## Dependencia a la nicotina y síntomas de abstinencia

Correlación entre el consumo de nicotina y la gravedad de los síntomas de abstinencia.

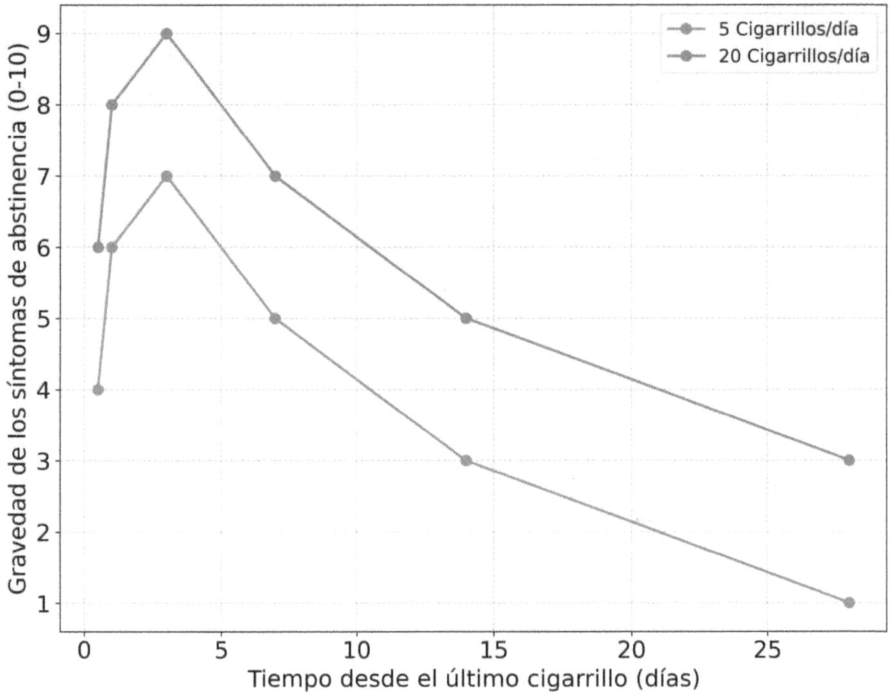


Este gráfico ilustra el patrón típico de abstinencia de la nicotina. La gravedad de los síntomas alcanza su punto máximo a los pocos días de dejar de fumar y luego disminuye gradualmente durante varias semanas. Cuanto mayor sea el consumo de nicotina (representado por cigarrillos por día), más intensos serán los síntomas de abstinencia. Esto destaca la importancia del apoyo personalizado durante los intentos para dejar de fumar, especialmente para los fumadores empedernidos.

## Efecto de la nicotina en el cerebro

La nicotina influye en la función cerebral de múltiples maneras. Además de la ya mencionada unión a receptores nicotínicos de acetilcolina y la consiguiente liberación de dopamina, la nicotina también interfiere directamente en el metabolismo de otros neurotransmitter. Inhibe la actividad de la monoaminoxidasa, una enzima responsable de la degradación de neurotransmisores como noradrenalina, serotonina y dopamina [s7]. Esta inhibición conduce a un aumento en la concentración de estas sustancias mensajeras en la hendidura sináptica, lo que refuerza la transmisión de señales y afecta el estado de ánimo, la motivación y la atención. Así, el efecto estimulante de la nicotina, del cual muchos fumadores informan, puede atribuirse en parte a este mecanismo. Otro aspecto del efecto de la nicotina se refiere a los receptores nicotínicos de acetilcolina que contienen $\alpha 5$. Mientras que los $\alpha 4\beta 2$-nAChRs median los efectos gratificantes de la nicotina, los receptores que contienen $\alpha 5$ parecen limitar estos efectos, posiblemente mediando los efectos aversivos de altas dosis de nicotina [s8]. Esta compleja interacción de diferentes subtipos de receptores contribuye a la regulación del efecto de la nicotina y explica por qué algunas personas reaccionan más intensamente a la nicotina que otras. El papel del glutamato, otro neurotransmisor importante, también es significativo. La nicotina aumenta la liberación de glutamato, lo que a su vez estimula las neuronas dopaminérgicas y contribuye al efecto de recompensa [s8]. Durante la abstinencia, la transmisión de glutamato disminuye, lo que lleva a un estado hipoglutamatérgico y puede intensificar síntomas de abstinencia como cambios de humor o dificultades de concentración [s8]. Comprender estos complejos procesos neuronales puede ayudar a los fumadores a entender mejor las bases neurobiológicas de su adicción y fortalecer la motivación para dejar de fumar. Por ejemplo, la comprensión de que la nicotina no solo activa el sistema de recompensa, sino que también interfiere en el metabolismo de otros neurotransmisores y altera la homeostasis del glutamato, puede resaltar la necesidad de una abstinencia completa de la nicotina.

**Bueno saber**

**monoaminoxidasa**

La monoaminoxidasa (MAO) es una enzima que descompone neurotransmisores como noradrenalina, serotonina y dopamina. La nicotina inhibe la actividad de la MAO, lo que lleva a un aumento en la concentración de estos neurotransmisores en el cerebro y refuerza los efectos de la nicotina sobre el estado de ánimo, la motivación y la atención.

**noradrenalina**

La noradrenalina es un neurotransmisor involucrado en la respuesta al estrés y aumenta la atención y la alerta. La nicotina influye en el metabolismo de la noradrenalina, lo que resulta en una mayor concentración de noradrenalina en el cerebro y explica el efecto estimulante de la nicotina.

**receptores nicotínicos de acetilcolina**

Los receptores nicotínicos de acetilcolina (nAChRs) son receptores en el cerebro a los que se une la nicotina. La unión de la nicotina a estos receptores activa el sistema de recompensa y libera dopamina, lo que genera una sensación de satisfacción y bienestar, promoviendo el desarrollo de la adicción. Diferentes subtipos de estos receptores, como $\alpha 4\beta 2$ y $\alpha 5$, desempeñan roles diferentes en el efecto y la adicción a la nicotina.

## Impacto de la Nicotina en el Cerebro

Intensidad de activación del área cerebral por la influencia de la nicotina relacionada con la recompensa, el estado de ánimo y la cognición.

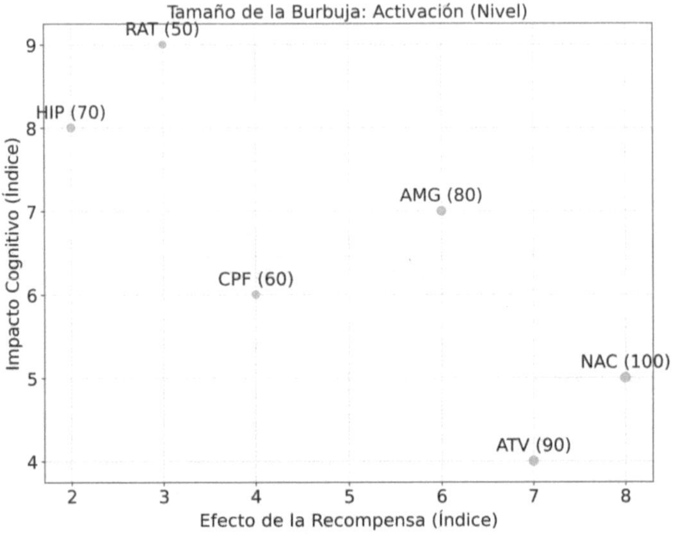


Blasengröße: Activación (Nivel)

AMG: Amígdala (Estado de Ánimo)

ATV: Área Tegmental Ventral (Dopamina)

CPF: Corteza Prefrontal (Toma de Decisiones)

HIP: Hipocampo (Memoria)

NAC: Núcleo Accumbens (Recompensa)

RAT: Redes de Atención (Enfoque)

El gráfico de burbujas visualiza el impacto de la nicotina en varias regiones del cerebro. Las burbujas más grandes indican una mayor influencia de la nicotina en esa área específica. La vía de recompensa, que involucra el núcleo accumbens, muestra una activación prominente, lo que explica la naturaleza adictiva de la nicotina. Las áreas de regulación del estado de ánimo, como la amígdala y la corteza prefrontal, también se ven afectadas significativamente, lo que ilustra el impacto de la nicotina en los estados emocionales. Las áreas cognitivas como el hipocampo y las redes de atención también exhiben activación, lo que refleja la influencia de la nicotina en la memoria y la concentración.

## Metabolismo procesos al fumar

Fumar influye en el metabolismo de múltiples maneras. La nicotina, el principio activo del tabaco, no solo altera la actividad neuronal en el cerebro, sino que también interfiere directamente en el metabolismo energético del cuerpo. La nicotina aumenta el consumo de energía durante 24 horas en aproximadamente un 10%, lo que, con una ingesta calórica constante, puede llevar a una reducción de peso [s9]. Este efecto explica en parte por qué algunas personas observan un aumento de peso después de dejar de fumar. Quienes dejan de fumar y desean controlar su peso deben ajustar su dieta y aumentar el consumo de calorías a través del ejercicio. De este modo, se puede contrarrestar un aumento excesivo del peso corporal tras dejar el tabaco. Además del aumento del consumo de energía, la nicotina también influye en la regulación del apetito. Modula la liberación de diversas hormonas como la noradrenalina, la dopamina y la serotonina, que en el cerebro participan en el control del apetito [s9]. Al influir en estas hormonas, la nicotina puede suprimir el apetito, lo que también puede contribuir a la pérdida de peso. Las interacciones entre la nicotina y el sistema dopaminérgico en el cerebro juegan un papel crucial en el desarrollo de la dependencia de la nicotina [s10]. La nicotina se une a los receptores de acetilcolina, lo que aumenta la liberación de dopamina. Este aumento de dopamina activa el sistema de recompensa en el cerebro y refuerza el comportamiento de fumar. Al mismo tiempo, el consumo repetido de nicotina conduce a un desarrollo de tolerancia, que es provocado por una desensibilisierung de los receptores y un cambio en su número en el cerebro [s10]. El desarrollo de tolerancia implica que los fumadores necesitan cantidades cada vez mayores de nicotina con el tiempo para lograr el mismo efecto. La predisposición genética también influye en el efecto de la nicotina y el riesgo de dependencia. Variantes del gen CYP2A6 determinan la velocidad de descomposición de la nicotina en el cuerpo [s11]. Los

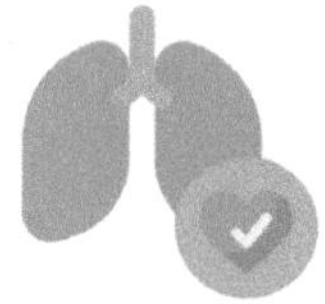

metabolizadores lentos descomponen la nicotina más lentamente, lo que puede resultar en una duración de efecto más prolongada y posiblemente en un menor deseo de fumar. En contraste, los metabolizadores rápidos podrían desarrollar un mayor deseo de fumar, ya que el nivel de nicotina en la sangre disminuye más rápidamente.

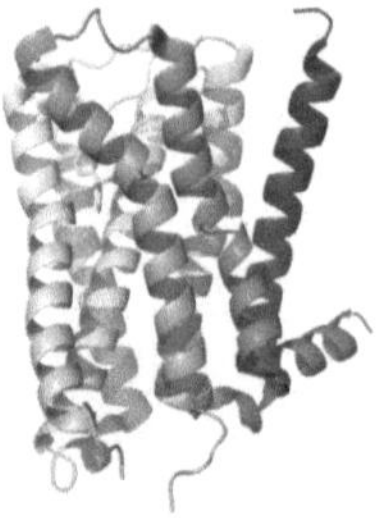

*receptor de acetilcolina* [i2]

## Bueno saber

**Actividad neuronal**

La comunicación entre las células nerviosas en el cerebro se ve afectada por la nicotina. Esto puede llevar a cambios en el estado de ánimo, la concentración y el comportamiento.

**Desarrollo de tolerancia**

La necesidad de consumir cantidades cada vez mayores de nicotina para lograr el mismo efecto.

**Metabolismo**

Los procesos químicos en el cuerpo que generan energía y mantienen las funciones corporales se ven fuertemente afectados por fumar. Después de dejar de fumar, el metabolismo se normaliza lentamente.

**Metabolizadores**

Término que se refiere a la velocidad con la que el cuerpo descompone una sustancia como la nicotina. Existen 'metabolizadores rápidos' y 'lentos'.

**Receptores de acetilcolina**

Receptores en el cerebro a los que se une la nicotina y que desencadenan la liberación de dopamina.

## Efectos del tabaquismo en el metabolismo

Influencia del tabaquismo en los procesos metabólicos clave.

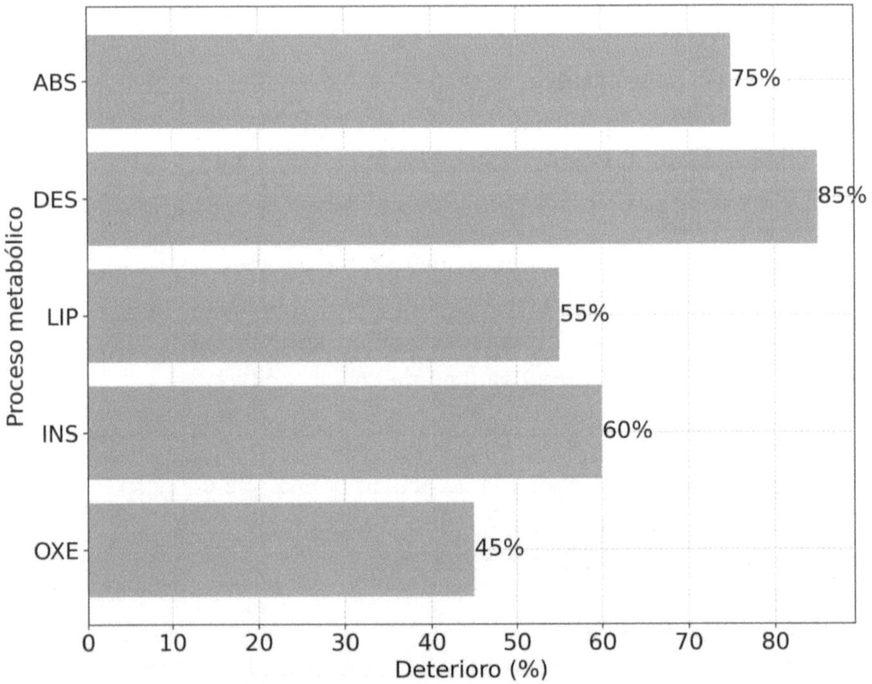


ABS: Absorción de nutrientes

DES: Desintoxicación

INS: Resistencia a la insulina

LIP: Metabolismo de los lípidos

OXE: Estrés oxidativo

El gráfico de barras horizontal visualiza el deterioro de varios procesos metabólicos debido al tabaquismo. Un valor más alto indica un impacto negativo más fuerte. En particular, la resistencia a la insulina y el estrés oxidativo se ven gravemente afectados, lo que ilustra los riesgos para la salud del tabaquismo. El deterioro de la absorción de nutrientes subraya la necesidad de una dieta equilibrada al dejar de fumar.

**Consejos concretos**

- Controla la liberación de dopamina a través de nuevas recompensas saludables como el deporte, la música o actividades creativas.
- Dirige tu atención hacia los cambios neuronales: visualiza cómo se regeneran tus receptores y se restablece el equilibrio en el cerebro.
- Consume alimentos ricos en proteínas para apoyar la producción de neurotransmisores como la dopamina y la serotonina.
- Bebe suficiente agua para acelerar la eliminación de los productos de desecho del metabolismo de la nicotina y limpiar tu sistema.
- Respira conscientemente, inhalando y exhalando profundamente, para mejorar el suministro de oxígeno al cerebro y contrarrestar síntomas de abstinencia como la inquietud.
- Masajea regularmente tus sienes y cuello para promover la circulación cerebral y liberar tensiones.
- Pasa tiempo en la naturaleza para reducir tus hormonas del estrés y apoyar la regeneración de tu sistema nervioso.
- Experimenta con ejercicios basados en la atención plena para agudizar tu percepción y reconocer tempranamente el deseo de fumar.
- Encuentra una técnica de relajación que te ayude a lidiar con los síntomas físicos de la abstinencia, como la relajación muscular progresiva.
- Concéntrate en los cambios positivos en tu cuerpo: siente cómo mejoran tus sentidos del gusto y del olfato.
- Reflexiona regularmente sobre tus progresos y recompénsate por cada hito alcanzado para fortalecer tu motivación.

## 1. 2 Aspectos psicológicos

Este capítulo examina los aspectos psicológicos de dejar de fumar y muestra cómo los patrones de hábito, los vínculos emocionales y los automatismos de comportamiento dificultan la libertad de fumar. Aprenderá a comprender las conexiones entre sus sentimientos, pensamientos y su comportamiento de fumar. La identificación de desencadenantes individuales y su cambio consciente son cruciales para el éxito. Prepárese para descifrar sus patrones de fumar personales y recuperar el control sobre su comportamiento.

*La comprensión de las conexiones psicológicas y emocionales con el tabaquismo es la clave para una deshabituación tabáquica exitosa y duradera.*

## Reconocer patrones de hábito

Reconocer patrones de hábito es el primer paso hacia una exitosa deshabituación del tabaco. Fumar rara vez es una acción aislada, sino que está integrada en rutinas diarias. Estos patrones a menudo están vinculados a ciertos estímulos y situaciones que desencadenan el deseo de fumar. Las situaciones sociales pueden ser, entre otras, un desencadenante [s12]. Muchos fumadores informan que tienden a fumar más en compañía y se sienten mejor integrados en el grupo. También estímulos sensoriales como el olor del café o la sensación de un encendedor en la mano pueden intensificar el deseo [s13]. El cerebro aprende a asociar estos estímulos con la recompensa de la nicotina, lo que lleva a comportamientos automatizados. La comprensión de que fumar a menudo se mantiene por refuerzos positivos y negativos es crucial [s14]. Mientras que los efectos positivos de la nicotina son inmediatamente perceptibles, las consecuencias negativas para la salud a menudo se perciben como inciertas y distantes en el tiempo. La identificación de estos desencadenantes individuales es, por lo tanto, esencial para desarrollar estrategias de cambio de comportamiento [s15]. Un método para reconocer sus propios patrones de fumar es la autoobservación. Lleve un diario de fumar durante un período determinado, en el que anote cada vez que fume, cuándo, dónde y por qué. Preste atención no solo a las circunstancias externas, sino también a sus estados internos: ¿Qué sentimientos y pensamientos precedieron al deseo de fumar? ¿Estaba estresado, aburrido o en compañía? A través del análisis de este diario, puede identificar sus situaciones de riesgo personales y comprender mejor la función del fumar en su vida [s16]. Este análisis le permite desarrollar y probar comportamientos alternativos en las situaciones correspondientes. Por ejemplo, si descubre que siempre fuma un cigarrillo después de comer, podría intentar reemplazar ese impulso con un paseo o un ritual diferente. Al percibir y modificar conscientemente los patrones

habituales, interrumpe las reacciones automatizadas y gana control sobre su comportamiento de fumar. Además, la autoobservación de los síntomas asociados con la abstinencia del tabaco puede ayudar a comprender mejor la relación entre las sensaciones físicas y psicológicas [s16]. Es importante reconocer que fumar crónicamente causa neuroadaptive en el cerebro, que pueden llevar a síntomas de abstinencia como ansiedad o depresión [s17]. Comprender estas relaciones puede ayudar a aclarar malentendidos sobre las causas de estos síntomas y fortalecer la motivación para el cambio de comportamiento.

**Bueno saber**

**Autoobservación**

En el contexto de la deshabituación del tabaco, la autoobservación es un paso importante para reconocer los propios hábitos de fumar, desencadenantes y estados emocionales asociados con fumar. Esto se puede lograr mediante el mantenimiento de un diario de fumar o a través de ejercicios de atención plena.

**Comportamientos alternativos**

En el contexto de la deshabituación del tabaco, los comportamientos alternativos son nuevos hábitos o actividades que se utilizan en lugar de fumar para lidiar con el deseo o los desencadenantes. Ejemplos de esto son masticar chicle, hacer ejercicio o practicar técnicas de relajación.

## Desencadenantes comunes del tabaquismo

Distribución de los desencadenantes comunes del tabaquismo.

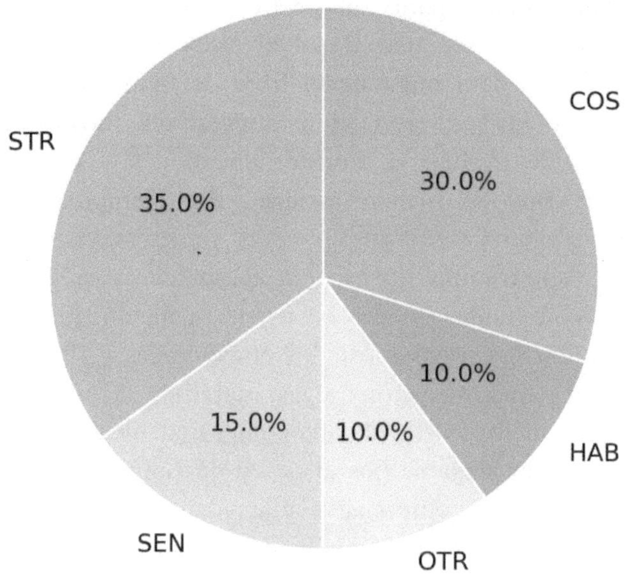


COS: Situaciones sociales

HAB: Señales habituales (p. ej., después de las comidas)

OTR: Otro/Combinación

SEN: Señales sensoriales (p. ej., olor, sabor)

STR: Estrés y emociones negativas

Este gráfico destaca la influencia significativa de los factores emocionales y sociales en el comportamiento de fumar. El estrés y las emociones negativas representan una parte sustancial de los desencadenantes, lo que indica la necesidad de mecanismos de afrontamiento y técnicas de manejo del estrés en los programas para dejar de fumar. Las situaciones sociales también juegan un papel clave, enfatizando la importancia del apoyo social y las estrategias para navegar estas situaciones sin fumar. Si bien las señales sensoriales y habituales están presentes, abordar los aspectos emocionales y sociales parece crucial para dejar de fumar con éxito.

## Resolver vínculos emocionales

Fumar está a menudo profundamente integrado en nuestro hogar emocional y sirve como una aparente estrategia de afrontamiento para el estrés, el aburrimiento o las interacciones sociales. Resolver estos vínculos emocionales es un paso importante para mantenerse libre de humo a largo plazo. La atención plena y la autorregulación ofrecen un enfoque eficaz aquí [s18]. En lugar de evaluar o reprimir emociones y pensamientos, se trata de observarlos de manera neutral. Por ejemplo, la percepción consciente del deseo de fumar, sin ceder inmediatamente al impulso, puede ayudar a interrumpir la reacción automática y crear espacio para una decisión consciente. A través de la atención plena, se puede aprender a percibir los propios estados emocionales y físicos de manera más diferenciada (interocepción) y así debilitar la conexión entre la emoción y el cigarrillo [s18]. La autocompasión juega un papel crucial en esto. En lugar de juzgarse por el deseo de fumar o una recaída, una actitud comprensiva y aceptante fomenta la motivación para seguir trabajando hacia el objetivo de dejar de fumar [s18]. Los hombres a menudo dudan en buscar apoyo para problemas de adicción, lo que se debe, entre otras cosas, a la estigmatización social y a los sentimientos de vergüenza [s19]. La comprensión de que estos sentimientos son comunes puede ayudar a superar la barrera y buscar ayuda profesional o intercambiar experiencias con grupos de autoayuda [s19]. Superar la vergüenza permite beneficiarse de las experiencias de otros y fortalecer la propia resiliencia emocional.

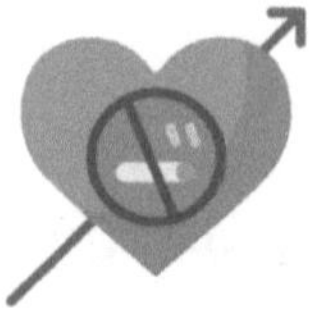

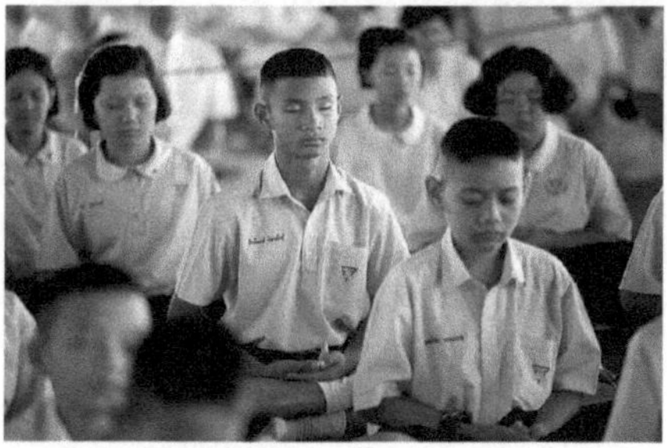

*Atención plena* [i3]

## Bueno saber

**Estigmatización**

La estigmatización relacionada con la adicción describe prejuicios negativos y discriminación hacia personas con problemas de adicción. Esta estigmatización puede reducir significativamente la disposición a buscar ayuda.

**Autocompasión**

La autocompasión significa tratarse a uno mismo con amabilidad y comprensión, especialmente en momentos de retroceso. Ayuda a reducir la vergüenza y la autocrítica, manteniendo la motivación para dejar de fumar.

**Autorregulación**

La autorregulación apoya el control consciente sobre pensamientos, emociones y comportamientos relacionados con fumar. Ayuda a suprimir reacciones impulsivas y a establecer nuevos hábitos saludables.

## Desencadenantes emocionales para dejar de fumar

Comparación de la fuerza de los desencadenantes emocionales

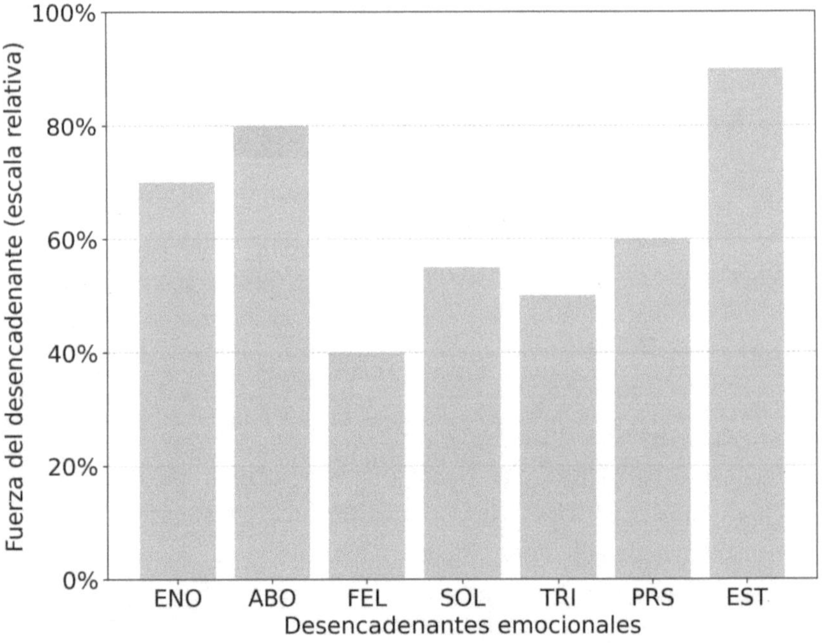


ABO: Aburrimiento

EST: Estrés

PRS: Presión social

TRI: Tristeza

ENO: Enojo

FEL: Felicidad

SOL: Soledad

Este gráfico ilustra la fuerza relativa de varios desencadenantes emocionales asociados con la recaída del tabaquismo. El estrés y el aburrimiento parecen ser los desencadenantes más potentes, lo que sugiere que las intervenciones centradas en el manejo del estrés y la búsqueda de mecanismos alternativos para afrontar el aburrimiento podrían ser particularmente beneficiosas. Si bien la presión social y la tristeza también son significativas, su influencia parece menos pronunciada. Abordar estos desencadenantes con estrategias de afrontamiento específicas podría mejorar sustancialmente las posibilidades de dejar de fumar con éxito.

## Romper automatismos conductuales

Los automatismos conductuales, es decir, acciones inconscientes y habituales, son a menudo obstáculos en el camino hacia la libertad de fumar. Se originan a través de la repetida asociación de ciertas situaciones, emociones o estímulos ambientales con el acto de tomar un cigarrillo. [s20] El cerebro vincula estos desencadenantes con la supuesta recompensa de la nicotina, lo que provoca que el acto de fumar se realice casi de forma reflexiva. Para romper estos automatismos, es útil hacerlos conscientes en primer lugar. Un diario de consumo de tabaco detallado, que registre no solo los momentos de fumar, sino también las circunstancias, emociones y pensamientos asociados, puede proporcionar valiosas perspectivas. Al reconocer los desencadenantes personales, se pueden desarrollar estrategias de contrarresto específicas. En lugar de, por ejemplo, tomar automáticamente un cigarrillo después de comer, se podría establecer un breve paseo o un ritual de relajación consciente. [s20] Es importante encontrar comportamientos alternativos que cumplan el mismo propósito, ya sea la reducción del estrés, el disfrute o la interacción social. De este modo, se puede deshacer gradualmente la conexión entre el desencadenante y el fumar, estableciendo nuevos hábitos saludables. La interrupción consciente del

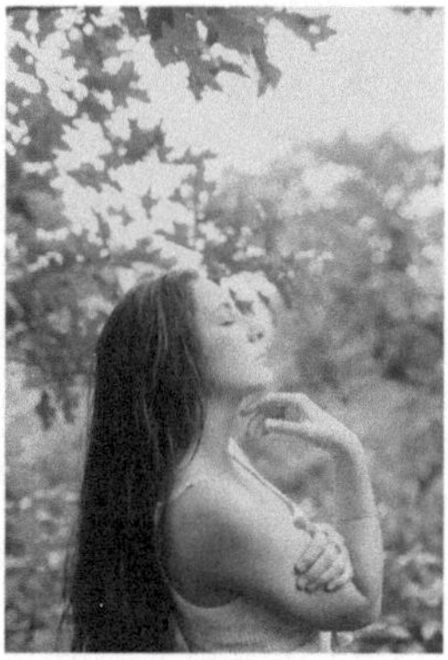

*Relajación* [i4]

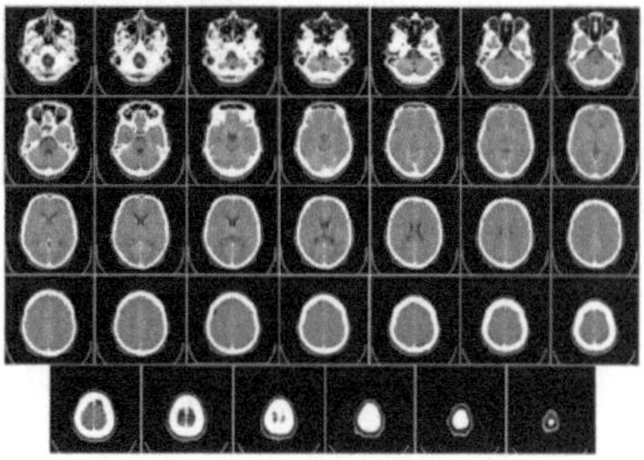

*cerebro* [i5]

flujo habitual es el primer paso para recuperar el control sobre el propio comportamiento. Además, las técnicas de atención plena pueden ayudar a percibir el impulso de fumar de manera más consciente, sin ceder a él de inmediato. Esto crea un espacio para una decisión consciente y la posibilidad de elegir formas de actuar alternativas. La combinación de estrategias cognitivas, como la reflexión consciente sobre los desencadenantes del fumar, y enfoques conductuales, como el establecimiento de acciones de reemplazo, aumenta la probabilidad de permanecer libre de fumar a largo plazo. [s20] El proceso de cambio de comportamiento requiere paciencia y autocompasión, ya que las recaídas pueden ser parte del proceso de aprendizaje. El apoyo profesional de terapeutas o grupos de autoayuda puede acompañar y facilitar el proceso de deshabituación.

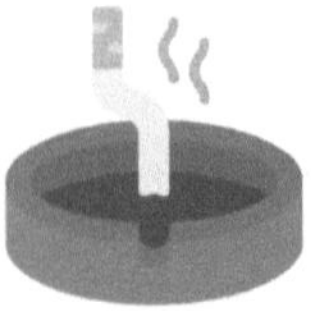

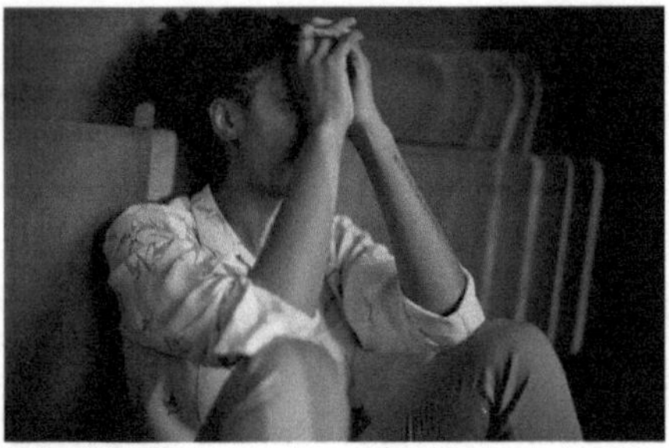

*Estrés* [i6]

## Bueno saber

**Atención plena**

En el contexto de la deshabituación del tabaco, la atención plena ayuda a percibir y aceptar conscientemente el impulso de fumar sin ceder a él de inmediato. Fomenta la autoconciencia y permite identificar y comprender las emociones y pensamientos asociados con fumar, desarrollando así nuevos patrones de reacción.

**Enfoque conductual**

Los enfoques conductuales se centran en cambiar el comportamiento de fumar en sí. Esto incluye reconocer los desencadenantes, desarrollar acciones de reemplazo y establecer nuevas rutinas que reemplacen el fumar y reduzcan la probabilidad de recaídas.

## Patrones diarios de tabaquismo

Distribución típica de fumar a lo largo del día.

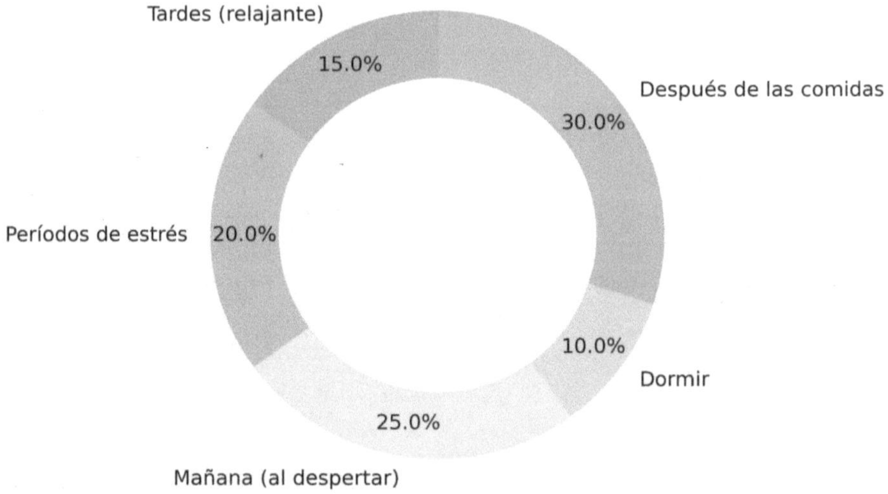


DCM: Después de las comidas

DOR: Dormir

MAN: Mañana (al despertar)

PDE: Períodos de estrés

TAR: Tardes (relajante)

La mayor proporción de cigarrillos se fuma al despertar y después de las comidas, lo que indica fuertes vínculos con la rutina y el hábito. Los períodos estresantes también contribuyen significativamente, destacando el papel del tabaquismo como mecanismo de afrontamiento. Se fuman menos cigarrillos durante el sueño, lo que refleja las obvias limitaciones físicas. Esta distribución sugiere que las intervenciones deben centrarse en interrumpir las rutinas establecidas, desarrollar estrategias alternativas de afrontamiento y controlar los antojos durante los períodos pico de tabaquismo.

**Consejos concretos**

- Vincule situaciones anteriores de fumar con nuevas experiencias positivas.
- Transforme su entorno, elimine ceniceros y otros utensilios de fumar para minimizar los desencadenantes visuales.
- Desarrolle un mantra o una frase positiva que se repita en voz alta o en su mente en momentos de antojo.
- Utilice sus manos para actividades alternativas como amasar, pintar o tocar un instrumento, para cambiar la sensación habitual en sus manos.
- Visualice su futura vida sin fumar y concéntrese en los beneficios y sentimientos positivos asociados.
- Modifique sus diálogos internos: reemplace patrones de pensamiento negativos con afirmaciones positivas y autoconversaciones.
- Entrene su autoeficacia estableciendo metas pequeñas y alcanzables de manera consciente y persiguiéndolas de manera constante.
- Reflexione sobre las razones por las que comenzó a fumar y qué necesidades compensó con ello.
- Explore sus reacciones emocionales ante el deseo de fumar y desarrolle estrategias individuales para afrontarlo.
- Aprenda a percibir y nombrar sus emociones de manera diferenciada para disolver la conexión entre emociones y comportamiento de fumar.
- Desarrolle un fuerte "por qué" para su proceso de dejar de fumar, que le sirva de motivación en momentos difíciles.
- Practique la paciencia y la autoaceptación: el camino hacia la libertad de fumar es un proceso que requiere tiempo y práctica.

## 1. 3 Beneficios para la salud

Esta sección destaca los amplios beneficios para la salud de dejar de fumar. Desde la mejora inmediata en la oxigenación y la cicatrización de heridas hasta la reducción del riesgo a largo plazo de enfermedades graves como el cáncer y problemas cardiovasculares: su cuerpo se regenera de múltiples maneras. Esta regeneración afecta a numerosos órganos y funciones, desde los pulmones hasta el equilibrio hormonal. Los efectos positivos también se extienden a su calidad de vida. Mayor energía, mejor respiración y un aumento en la condición física permiten llevar una vida más activa. También se incluyen beneficios financieros y una experiencia de sabor más intensa entre las consecuencias agradables. Descubra a continuación en detalle cómo su cuerpo se recupera de las secuelas del tabaquismo y cómo puede beneficiarse de una vida sin humo.

*Una reducción en la cantidad diaria de cigarrillos ya produce efectos positivos en la salud y refuerza la motivación para una cesación completa del tabaquismo.*

## Fases de regeneración del cuerpo

Después de dejar de fumar, el cuerpo comienza inmediatamente con procesos de regeneración. A tan solo 20 minutos de la última cigarrillo, la presión arterial y la frecuencia del pulso se normalizan. [s21] Dentro de pocas horas, el nivel de monóxido de carbono en la sangre disminuye, mejorando así el suministro de oxígeno a los órganos. [s21] Este mejorado suministro de oxígeno es especialmente relevante para la cicatrización de heridas, ya que el humo del cigarrillo contiene compuestos tóxicos que afectan el suministro de oxígeno a los tejidos, interrumpiendo así la regeneración. [s22] Por ejemplo, quien tiene una herida cortante notará una cicatrización más rápida después de dejar de fumar. [s22] En días o semanas, la función pulmonar mejora, lo que lleva a una respiración más fácil y más energía. [s21] Los cilios en las vías respiratorias, responsables de limpiar los pulmones, comienzan a regenerarse y mejoran el transporte de moco y sustancias nocivas. A largo plazo, se reduce el riesgo de enfermedades graves como el cáncer de pulmón, enfermedades cardiovasculares y enfermedad pulmonar obstructiva crónica (EPOC). [s23] La salud ósea también se beneficia al dejar de fumar. Fumar afecta la densidad ósea y la curación de fracturas. [s21] Incluso después de años de fumar, el cuerpo puede iniciar procesos de curación tras dejarlo, aunque los efectos negativos sobre la densidad ósea pueden persistir a largo plazo. [s21] Una reducción en la cantidad diaria de cigarrillos puede ya provocar los primeros efectos positivos y aumentar la motivación para un cese total del tabaquismo. [s23] Esto es especialmente cierto para personas con EPOC y cáncer de pulmón, donde la relación dosis-efecto es particularmente pronunciada. [s23] La regeneración del cuerpo tras dejar de fumar es un proceso continuo que se extiende a lo largo de los años y mejora significativamente la calidad de vida.

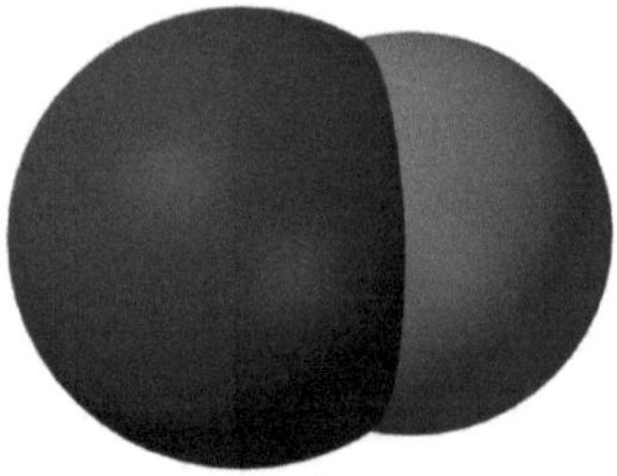

*Monóxido de carbono* [i7]

## Bueno saber

**Cilios**

Los cilios son estructuras diminutas similares a pelos en las vías respiratorias que transportan moco y cuerpos extraños fuera de los pulmones. Fumar daña los cilios y afecta su función. Después de dejar de fumar, los cilios se regeneran, lo que mejora la limpieza de los pulmones y reduce el riesgo de infecciones.

**Monóxido de carbono**

El monóxido de carbono es un gas incoloro e inodoro que se produce al fumar. Se une a los glóbulos rojos y obstaculiza el transporte de oxígeno en el cuerpo. Después de dejar de fumar, el nivel de monóxido de carbono en la sangre disminuye, lo que lleva a un mejor suministro de oxígeno a los órganos y tejidos.

**Relación dosis-efecto**

La relación dosis-efecto describe la conexión entre la cantidad de sustancia consumida (por ejemplo, cigarrillos) y la intensidad del efecto en el cuerpo. Para los fumadores, esto significa que cuanto más se fuma, más fuertes son los efectos perjudiciales para la salud. Una reducción en la cantidad de cigarrillos disminuye el riesgo de enfermedades relacionadas con el tabaco.

## Regeneración del cuerpo después de dejar de fumar

Marcadores de salud mejorados con el tiempo después de dejar de fumar.

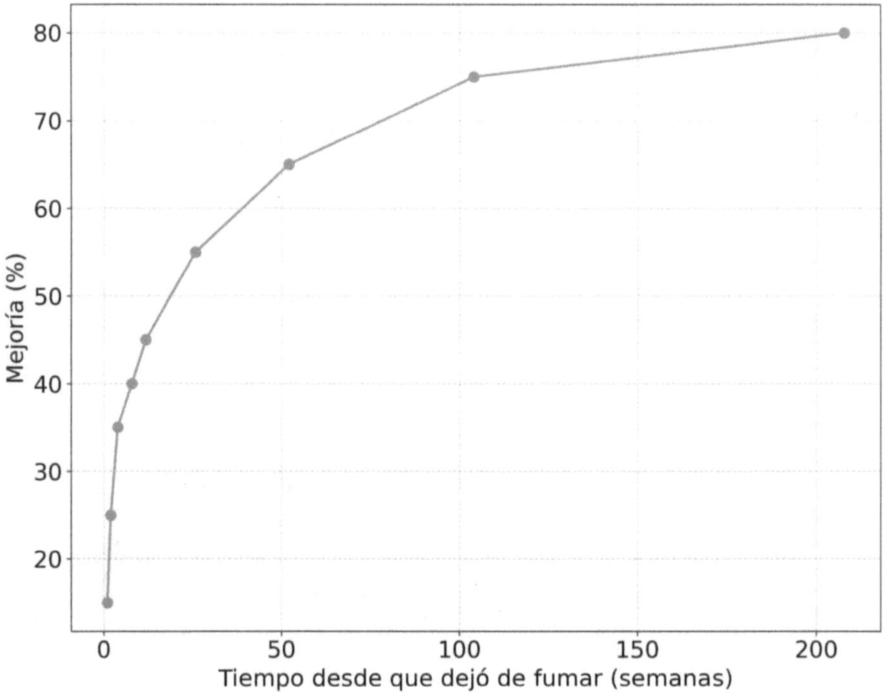


Este gráfico ilustra el impacto positivo de dejar de fumar en varios parámetros de salud. Las mejoras iniciales son rápidas, con ganancias significativas en la función pulmonar y la circulación dentro de las primeras semanas. Si bien el riesgo de enfermedades graves disminuye constantemente a lo largo de los años, se observa una mejora continua en la salud y el bienestar general, lo que demuestra los beneficios a largo plazo de dejar de fumar.

## Mejora de las funciones orgánicas

Además de las mejoras ya mencionadas en la respiración y la cicatrización de heridas, dejar de fumar tiene un efecto positivo en diversas funciones orgánicas. Por ejemplo, se normaliza el equilibrio hormonal, lo cual es especialmente relevante para las mujeres, ya que los valores después de dejar de fumar se asemejan a los de las no fumadoras [s24]. Esto puede estabilizar el ciclo menstrual y mejorar la fertilidad [s24]. También se beneficia el metabolismo: la sensibilidad a la insulina aumenta, lo que reduce el riesgo de diabetes tipo 2, incluso si inicialmente puede haber un aumento de peso [s24]. En la cavidad bucal, se reduce el riesgo de enfermedades como el cáncer oral, cambios en las mucosas, periodontitis y caries [s25]. El riesgo de periodontitis disminuye después de dejar de fumar a un nivel cercano al de los no fumadores [s25]. Además, los implantes dentales tienen una mayor tasa de éxito tras dejar de fumar, ya que fumar es un factor de riesgo principal para su pérdida [s25]. Además, se mejora la flora bucal, lo que a su vez previene las caries [s25]. También se presenta un efecto positivo en el sistema digestivo: la función se normaliza gradualmente [s26]. Quienes padecen de flatulencias o dolores abdominales pueden aliviar estos síntomas mediante el ejercicio regular [s26]. Los síntomas que aparecen son generalmente temporales y muestran la adaptación del cuerpo a la ausencia de sustancias nocivas [s26].

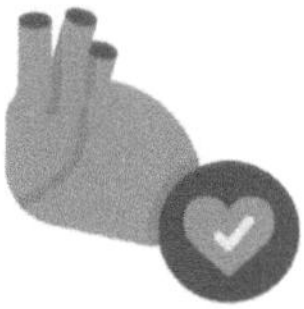

**Equilibrio hormonal**

Después de dejar de fumar, se regula el equilibrio hormonal, lo que puede llevar a un bienestar general mejorado, estados de ánimo más estables y un ritmo de sueño-vigilia más saludable.

**Flora bucal**

La flora bucal, el conjunto de microorganismos en la boca, se normaliza después de dejar de fumar. Un equilibrio saludable de la flora bucal protege contra caries, inflamaciones de las encías y mal aliento.

**Implantes dentales**

La tasa de éxito de los implantes dentales aumenta significativamente después de dejar de fumar. Fumar afecta la integración de los implantes y aumenta el riesgo de infecciones y complicaciones.

**Sensibilidad a la insulina**

Una mayor sensibilidad a la insulina después de dejar de fumar mejora el control del azúcar en sangre y reduce el riesgo de complicaciones como daños nerviosos y problemas cardiovasculares.

## Función orgánica mejorada después de dejar de fumar

La capacidad pulmonar y la circulación mejoran significativamente

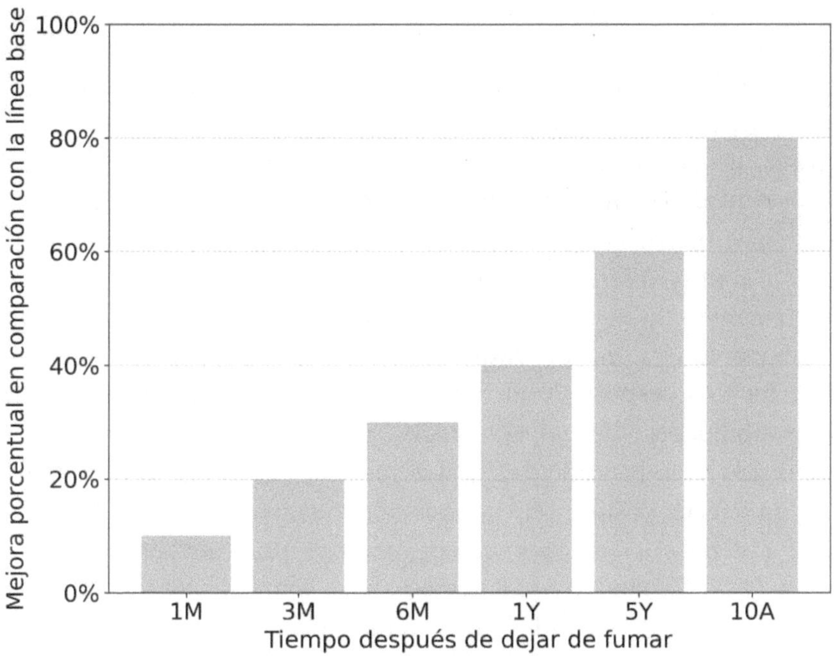


10A: 10 Años

1M: 1 Mes

5A: 5 Años

1A: 1 Año

3M: 3 Meses

6M: 6 Meses

Estos datos demuestran claramente el impacto positivo de dejar de fumar en las funciones clave de los órganos. La capacidad pulmonar y la circulación sanguínea muestran mejoras sustanciales en los primeros meses. Si bien la regeneración de los cilios lleva más tiempo, la tendencia hacia la restauración de la función es evidente. En general, estas mejoras destacan los importantes beneficios para la salud asociados con el abandono del hábito de fumar.

## Aumento de la calidad de vida

Con la cesación del tabaquismo, la calidad de vida mejora en múltiples niveles. Los años de vida ganados no solo son más largos, sino también más saludables y activos [s27] [s28]. Así, los exfumadores pueden participar nuevamente sin restricciones en la vida social, dedicarse a sus pasatiempos y pasar tiempo con familiares y amigos, sin verse limitados por la falta de aliento o ataques de tos. La función pulmonar mejorada permite disfrutar de actividades como el deporte o paseos con alegría. Quien antes se quedaba sin aliento al subir escaleras, ahora puede subir varios pisos sin esfuerzo [s28]. Además, el riesgo de eventos cardiovasculares graves como infartos o accidentes cerebrovasculares disminuye notablemente, lo que reduce el miedo a estas enfermedades y contribuye a una mayor despreocupación en la vida cotidiana [s29] [s28]. Incluso después de un infarto, la abstinencia de tabaco aumenta las posibilidades de supervivencia y mejora la calidad de vida relacionada con la salud [s29]. La renuncia a los cigarrillos también tiene un efecto positivo en la situación financiera. El dinero ahorrado puede utilizarse para otros deseos, ya sea para unas vacaciones, un nuevo pasatiempo o simplemente para mayor seguridad financiera. Además, se mejora el sentido del olfato y del gusto, lo que permite disfrutar de las comidas de manera más intensa [s30]. Por lo tanto, dejar de fumar es una inversión en una vida más larga, más saludable y más plena, con mayor calidad de vida. El apoyo de familiares y amigos puede fomentar este proceso y fortalecer la motivación [s27]. Incentivos financieros, como programas de bonificación de las aseguradoras de salud, también pueden ofrecer un impulso adicional de motivación y así apoyar la abstinencia a largo plazo [s31].

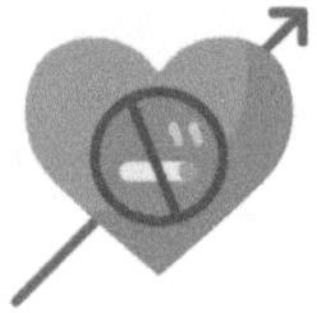

## Bueno saber

**Abstinencia de tabaco**

La renuncia permanente al consumo de tabaco en cualquier forma. Conduce a una mejora significativa de la salud y reduce el riesgo de numerosas enfermedades.

**Cardiovascular**

Se refiere al corazón y los vasos sanguíneos. Al dejar de fumar, disminuye el riesgo de enfermedades cardiovasculares como infartos y accidentes cerebrovasculares, lo que contribuye a una mayor esperanza de vida y mejor calidad de vida.

## Aumento de la calidad de vida tras dejar de fumar

Mejora de la salud y la calidad de vida

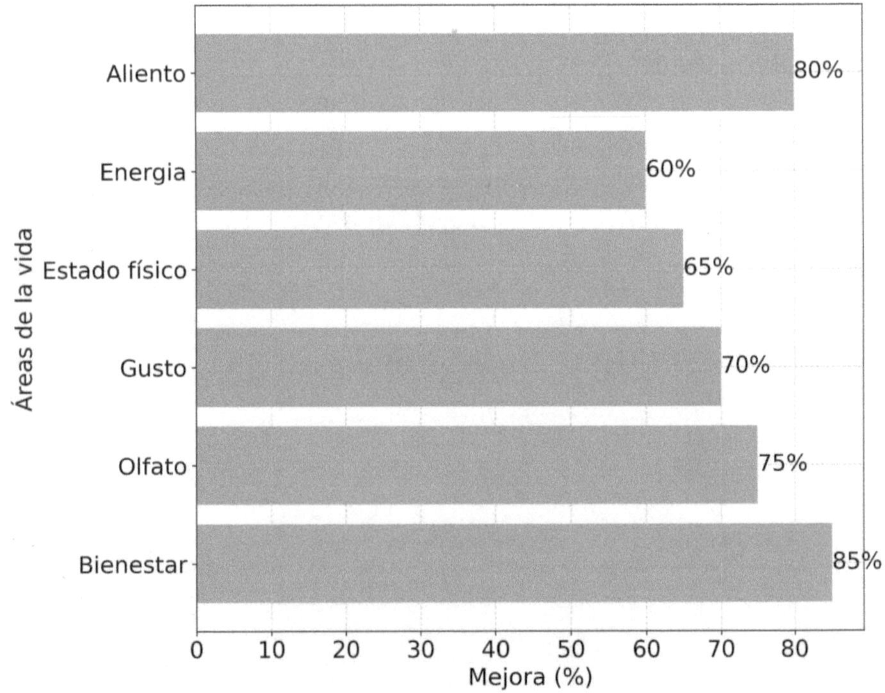


ALI: Aliento

ENE: Energia

GUS: Gusto

BIE: Bienestar

EST: Estado físico

OLF: Olfato

El gráfico de barras visualiza el impacto positivo de dejar de fumar en diferentes áreas de la vida. La respiración mejora significativamente, seguida de un aumento de energía y estado físico. El gusto y el olfato también se perciben con mayor intensidad. En general, dejar de fumar conduce a una mejora considerable del bienestar.

**Consejos concretos**

- Planifique momentos de disfrute de manera consciente que estimulen sus sentidos de forma saludable, como el aroma de pan recién horneado o el sabor de frutas exóticas.
- Conecte la regeneración de sus pulmones con la percepción consciente de su respiración: sienta cómo sus pulmones se expanden más con cada inhalación.
- Aumente su actividad física en pequeños pasos para experimentar los efectos positivos de dejar de fumar en su resistencia y sistema cardiovascular.
- Aproveche la mejor circulación de su piel para rituales de cuidado: permítase, por ejemplo, un masaje reconfortante con aceites esenciales.
- Apoye la regeneración de su flora bucal consumiendo alimentos probióticos como yogur o kéfir.
- Disfrute de viajes culinarios: pruebe nuevas especias y alimentos cuyas aromas ahora puede percibir de manera más intensa.
- Establezca un objetivo de salud concreto que desee alcanzar al dejar de fumar, como participar en una carrera popular.
- Celebre sus éxitos al dejar de fumar dándose un capricho que promueva su salud y bienestar, como una visita a la sauna.
- Visualice los efectos positivos de dejar de fumar en sus órganos: imagine cómo sus células se inundan de oxígeno fresco.
- Déjese inspirar por otros que han dejado de fumar con éxito y comparta sus experiencias.
- Desarrolle un ritual personal que le recuerde su decisión de dejar de fumar y le ayude a mantener su motivación a largo plazo.

**Revisión - 1. Fundamentos para dejar de fumar**

La decisión de dejar de fumar es un paso significativo hacia una vida más saludable. El camino hacia la libertad del tabaco puede parecer desafiante, pero comprender los mecanismos subyacentes de la adicción a la nicotina puede ayudarle a enfrentar este desafío con éxito. La nicotina afecta su cerebro al activar el sistema de recompensa, generando así una sensación de satisfacción. Sin embargo, este efecto conduce a una dependencia física que se manifiesta con síntomas de abstinencia desagradables al dejar de fumar. Estos síntomas, como irritabilidad, ansiedad o dificultades de concentración, son temporales y son una señal de que su cuerpo se está liberando de la adicción a la nicotina. Tenga en cuenta que su metabolismo también se ve afectado por el tabaquismo. La nicotina interfiere en el equilibrio energético y la regulación del apetito, lo que puede llevar a un aumento de peso después de dejar de fumar. Sin embargo, con una alimentación consciente y ejercicio regular, puede contrarrestar eficazmente este aumento de peso.

Un aspecto importante de dejar de fumar es reconocer sus hábitos individuales de consumo. Analice en qué situaciones recurre al cigarrillo: ¿es con el café de la mañana, el estrés en el trabajo o la socialización por la noche? Lleve un diario de consumo para identificar sus desencadenantes personales y desarrollar comportamientos alternativos. Por ejemplo, si descubre que fuma en situaciones estresantes, podría aprender técnicas de relajación como yoga o meditación. Reemplace el cigarrillo después de comer por una breve caminata o una conversación con un amigo. Al romper conscientemente estos automatismos de comportamiento, recupera el control sobre su hábito de fumar paso a paso. No olvide que fumar a menudo también cumple una función emocional. Los ejercicios de atención plena pueden ayudarle a observar sus sentimientos y pensamientos de manera neutral, liberando así el vínculo emocional con el cigarrillo. Sea indulgente consigo mismo si experimenta una recaída. Cada intento de dejar de fumar es un paso en la dirección correcta.

La regeneración de su cuerpo comienza inmediatamente después de la última cigarrillo. Su función pulmonar mejora, el riesgo de enfermedades cardiovasculares disminuye y su sentido del olfato y del gusto regresa. Estos cambios positivos no solo mejoran su salud física, sino también su calidad de vida. Obtiene más energía para la vida cotidiana y el tiempo libre, puede practicar deportes sin restricciones y además ahorra dinero. Dejar de fumar es una inversión en su futuro: una vida más larga, más saludable y más plena le espera. No dude en buscar apoyo. Conversaciones con su médico, asesoramiento profesional o el intercambio en grupos de autoayuda pueden ayudarle a recorrer con éxito el camino hacia la libertad del tabaco.

El camino hacia la libertad del tabaco es un viaje personal que requiere tiempo y paciencia. Concéntrese en los cambios positivos que ya ha logrado y celebre sus éxitos. Con cada día sin cigarrillo, fortalece su salud y gana más calidad de vida. Tiene la fuerza para alcanzar este objetivo: ¡créalo!

## 2. Métodos para dejar de fumar

¿Por qué tantas personas fracasan en su intento de dejar de fumar? El camino hacia una vida sin humo transcurre por diferentes senderos que se pueden combinar de manera individual. Desde enfoques médicos clásicos hasta métodos alternativos, hoy en día hay un amplio espectro de posibilidades disponibles. La ciencia ha logrado enormes avances en los últimos años en la comprensión de la dependencia de la nicotina y ha desarrollado nuevas y efectivas estrategias de abandono. En este capítulo, descubrirá qué método es el más adecuado para su camino personal hacia la libertad del tabaco.

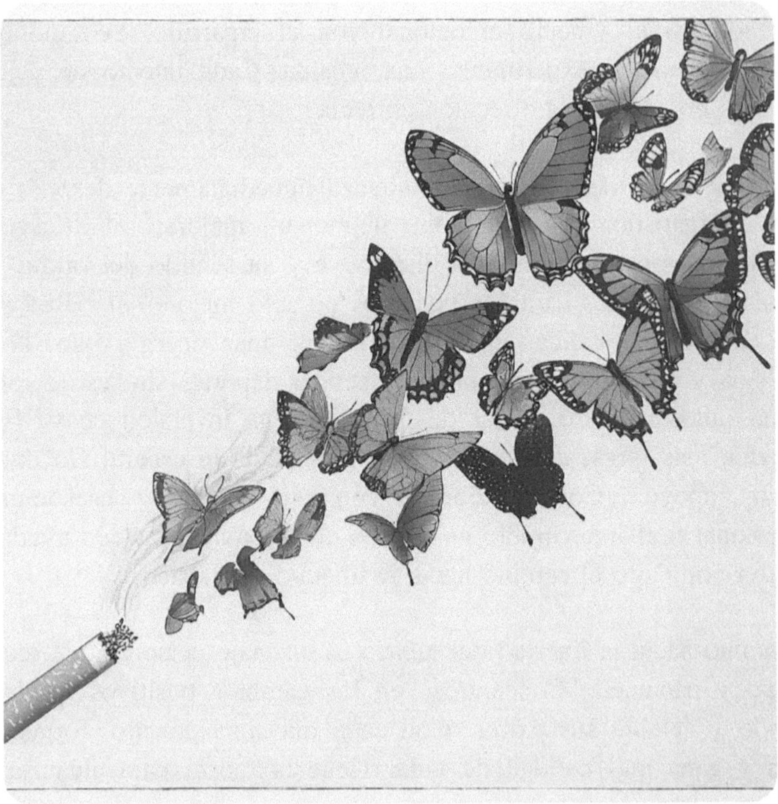

## 2. 1 Tratamiento médico

Los tratamientos farmacológicos ofrecen un apoyo eficaz en la deshabituación tabáquica al aliviar los síntomas físicos de abstinencia y el deseo de nicotina. Varios medicamentos, incluidos los sustitutos de nicotina y sustancias de prescripción, actúan de diferentes maneras sobre el sistema nervioso. Además del beneficio potencial, algunos medicamentos también conllevan riesgos y efectos secundarios que deben ser considerados de manera individual. Descubra en este capítulo qué opciones farmacológicas pueden ayudarle en su camino hacia una vida sin tabaco.

*La combinación de la deshabituación farmacológica del tabaco (por ejemplo, terapia de reemplazo de nicotina, medicamentos recetados) con medidas de terapia conductual aumenta significativamente las posibilidades de éxito.*

## Terapia de reemplazo de nicotina

Terapia de reemplazo de nicotina (NET) apoya a los fumadores en dejar de fumar al proporcionar nicotina sin humo de tabaco [s32]. Alivia los síntomas de abstinencia y el deseo de nicotina al estimular los mismos receptores en el cerebro que los cigarrillos [s32]. NET está disponible en varias formas, como parches de nicotina, chicles, pastillas para chupar, aerosoles nasales e inhaladores [s32]. La elección de la forma adecuada depende de las preferencias y necesidades individuales. Por ejemplo, un parche de nicotina libera nicotina de manera continua a lo largo del día, mientras que los chicles o pastillas para chupar pueden usarse en momentos de deseo agudo. La combinación de NET con terapias conductuales aumenta las probabilidades de éxito [s32]. Los estudios muestran que los fumadores que reciben este tratamiento combinado logran tasas de abstinencia más altas que aquellos con apoyo mínimo [s32]. Las guías basadas en evidencia recomiendan el uso rutinario de NET, especialmente en fumadores con alta dependencia [s33]. En clínicas especializadas, se pueden alcanzar tasas de éxito de hasta el 40% [s33]. La efectividad de NET puede variar según la forma de administración y factores individuales [s34]. También, la cobertura total de los productos NET de venta libre y con receta puede aumentar la utilización de servicios de cesación del tabaquismo, especialmente en personas con trastornos de adicción [s35]. Aunque las aplicaciones combinadas de NET pueden mostrar inicialmente tasas de abstinencia más altas, a largo plazo no necesariamente conducen a mejores resultados que otras terapias [s36]. La dosificación estándar de NET no es efectiva para todos los fumadores [s37]. Por lo tanto, se investiga si una dosificación personalizada mejora las perspectivas de éxito [s37]. La farmacogenética también investiga cómo las variaciones genéticas afectan la respuesta a la terapia y, por lo tanto, cómo se puede individualizar el tratamiento [s38].

## Bueno saber

**Forma de administración**

La forma de administración se refiere a la manera en que se administra un medicamento, por ejemplo, como parche, chicle, tableta, aerosol o inhalador. La elección de la forma de administración puede influir en la efectividad y tolerancia del medicamento y se adapta a las necesidades individuales del paciente.

**Guías basadas en evidencia**

Las guías basadas en evidencia resumen los hallazgos científicos actuales sobre un tema específico y ofrecen recomendaciones para la práctica médica. Sirven como base para las decisiones de tratamiento y buscan asegurar la calidad de la atención.

**Terapia de reemplazo de nicotina**

La terapia de reemplazo de nicotina alivia los síntomas de abstinencia que pueden ocurrir al dejar de fumar, como irritabilidad, dificultades de concentración y trastornos del sueño. Ayuda a controlar el deseo de fumar y facilita la transición a una vida sin tabaco.

**Terapia conductual**

Las terapias conductuales ayudan a los fumadores a cambiar sus hábitos y patrones de comportamiento relacionados con el fumar. Aprenden a identificar los desencadenantes del deseo de fumar y a desarrollar estrategias de afrontamiento alternativas para no recurrir al cigarrillo en situaciones desafiantes.

## Cuota de Mercado de TRN

Distribución de productos de TRN.

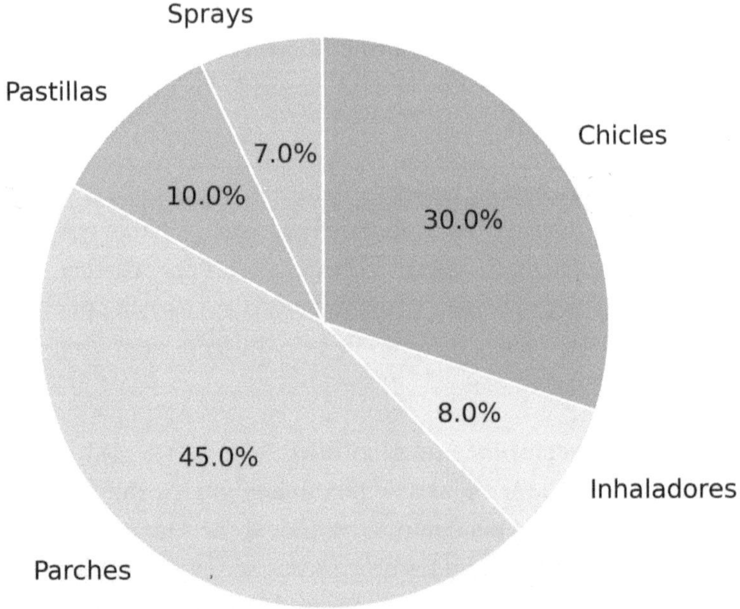


CHI: Chicles
INH: Inhaladores
PAR: Parches
PAS: Pastillas
SPR: Sprays

Los parches representan el segmento más grande del mercado de TRN, lo que sugiere una preferencia por su conveniencia y administración constante de nicotina. La goma de mascar tiene una participación sustancial, probablemente atractiva para aquellos que desean un mayor control sobre la ingesta de nicotina. Las pastillas, inhaladores y aerosoles tienen una participación de mercado menor, posiblemente debido a factores como el costo, la eficacia o la preferencia del usuario.

## Medicamentos con receta

Los medicamentos con receta ofrecen a los fumadores opciones adicionales para superar la dependencia del tabaco. Además de los productos de reemplazo de nicotina, existen otras sustancias aprobadas que apoyan el camino hacia la libertad de fumar. [s39] Algunos de estos medicamentos fueron desarrollados originalmente para otras indicaciones, pero también han demostrado ser efectivos en la cesación del tabaquismo, alcanzando una efectividad comparable a la de las terapias de reemplazo de nicotina. [s39] Actúan reduciendo el deseo de nicotina y, por lo tanto, aumentando la probabilidad de un cese exitoso del tabaquismo. En algunos estudios, incluso superaron la efectividad de las terapias de reemplazo de nicotina. [s39] Especialmente para los fumadores con enfermedades mentales, ciertos medicamentos con receta pueden ser una opción efectiva. Los estudios muestran que una sustancia en este grupo de pacientes logró tasas de éxito más altas en comparación con otro método después de dos años, aunque la tasa de prescripción de esta sustancia era menor. [s40] Es importante tener en cuenta que en algunos preparados, como un agonista parcial de los receptores de acetilcolina nicotínicos $\alpha4\beta2$, se han observado cambios de comportamiento, incluidos pensamientos suicidas. [s41] Sin embargo, no hay una relación causal confirmada entre la ingesta del medicamento y estos síntomas. [s41] La combinación de medicamentos con receta y medidas terapéuticas conductuales puede aumentar aún más las perspectivas de éxito. [s42] Sin embargo, el acceso a estos medicamentos puede verse dificultado por diversos factores, como la oferta limitada de tratamientos en ciertas instalaciones o restricciones en la cobertura de costos. [s43] Para garantizar un tratamiento óptimo, es recomendable discutir las diferentes opciones con un médico o un profesional calificado y considerar las necesidades y condiciones individuales. Por ejemplo, la elección del medicamento adecuado puede depender de las

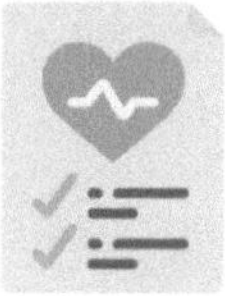

enfermedades mentales existentes para maximizar la efectividad de la terapia y minimizar los riesgos potenciales. [s40]

## Bueno saber

**Productos de reemplazo de nicotina**

Los productos de reemplazo de nicotina, como parches, chicles o inhaladores, suministran nicotina en dosis controladas para aliviar los síntomas de abstinencia y reducir el deseo de cigarrillos.

**Medidas terapéuticas conductuales**

Las medidas terapéuticas conductuales tienen como objetivo cambiar comportamientos desfavorables, como fumar. Incluyen técnicas como el aprendizaje de estrategias de afrontamiento para situaciones de riesgo o el desarrollo de conductas de reemplazo.

## Eficacia de los Medicamentos para Dejar de Fumar

Comparación de las tasas de abandono

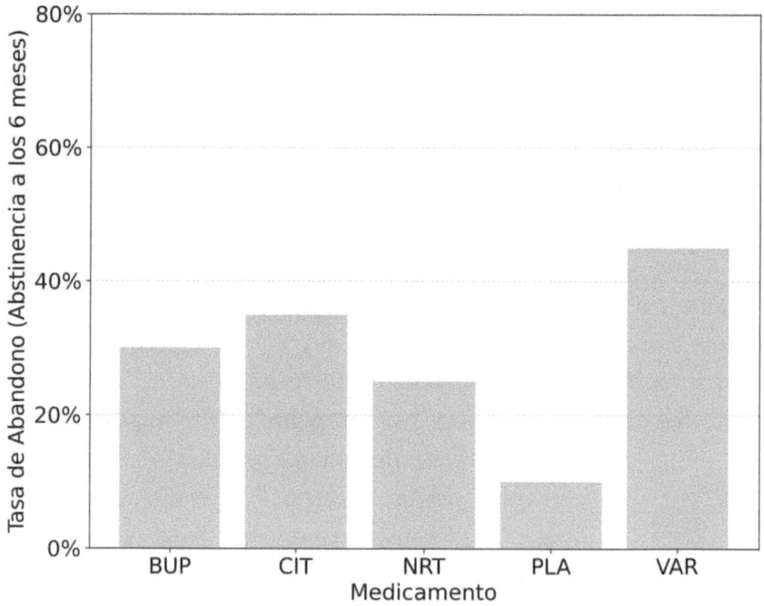


BUP: Bupropión

CIT: Citisina

NRT: Terapia de Reemplazo de Nicotina (combinada)

PLA: Placebo

VAR: Vareniclina

Este gráfico compara visualmente la efectividad relativa de diferentes medicamentos para ayudar a dejar de fumar. Si bien la vareniclina demuestra la tasa de abandono más alta, el bupropión y la terapia de reemplazo de nicotina (TRN) también ofrecen mejoras significativas con respecto al placebo. La elección del medicamento debe hacerse en consulta con un profesional de la salud, considerando los factores individuales y los posibles efectos secundarios.

## Alternativas a base de plantas

Las alternativas a base de plantas para dejar de fumar se discuten a menudo, pero su eficacia no está científicamente comprobada de manera concluyente. Mientras que algunos preparados a base de plantas pueden tener un efecto calmante o ansiolítico que alivia los síntomas de abstinencia, no hay estudios que demuestren una efectividad comparable a la de las terapias farmacológicas establecidas. Por ejemplo, el hipérico o la valeriana pueden ayudar en el manejo del estrés, pero no reemplazan el efecto específico de los preparados de nicotina o los medicamentos de prescripción, que actúan directamente sobre los receptores de nicotina en el cerebro. [s44] Las vacunas de nicotina, que actualmente se están investigando, representan un enfoque diferente al prevenir la unión de la nicotina a estos receptores. [s45] Estas vacunas podrían desempeñar un papel importante en la prevención de recaídas en el futuro, pero aún no están disponibles como opción terapéutica. Es importante que los remedios a base de plantas puedan tener interacciones con otros medicamentos. Por lo tanto, los fumadores que consideren alternativas a base de plantas deben discutirlo con su médico, especialmente si ya están tomando otros medicamentos o tienen enfermedades preexistentes. [s44]

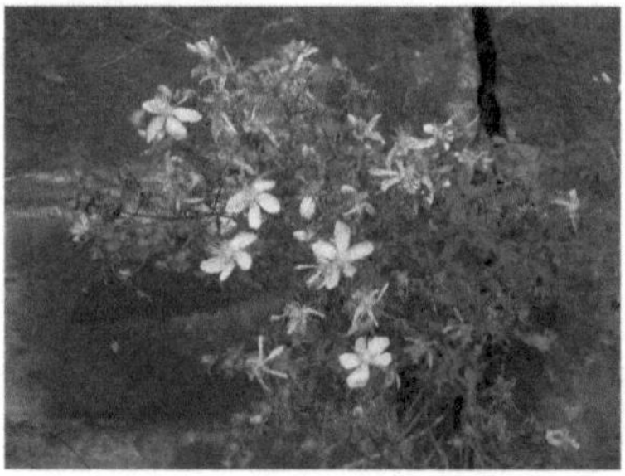

*Hierba de San Juan* [i8]

## Bueno saber

**Interacciones**

Las interacciones entre medicamentos pueden ocurrir cuando se toman varios medicamentos al mismo tiempo. Esto puede llevar a efectos secundarios no deseados o a una disminución de la eficacia de los medicamentos. Al tomar remedios a base de plantas en combinación con otros medicamentos, se debe tener precaución y se recomienda consultar a un médico.

**Medicamentos de prescripción**

Los medicamentos de prescripción, como el bupropión o la vareniclina, actúan de diferentes maneras en el cerebro para combatir la adicción a la nicotina. Pueden aliviar los síntomas de abstinencia, reducir el deseo de nicotina o disminuir el efecto gratificante de fumar.

**Preparados de nicotina**

Los preparados de nicotina, como los parches o chicles de nicotina, liberan nicotina de manera controlada para aliviar los síntomas de abstinencia y reducir el deseo de cigarrillos. Sin embargo, siguen conteniendo nicotina y, por lo tanto, no son una solución definitiva para la adicción.

**Receptores de nicotina**

Los receptores de nicotina son sitios de anclaje especiales en el cerebro a los que se une la nicotina y despliega su efecto adictivo. Los medicamentos pueden bloquear o estimular estos receptores para aliviar los síntomas de abstinencia o reducir el deseo de nicotina.

## Alternativas Herbales para Dejar de Fumar

Proporciones de remedios herbales utilizados para dejar de fumar.

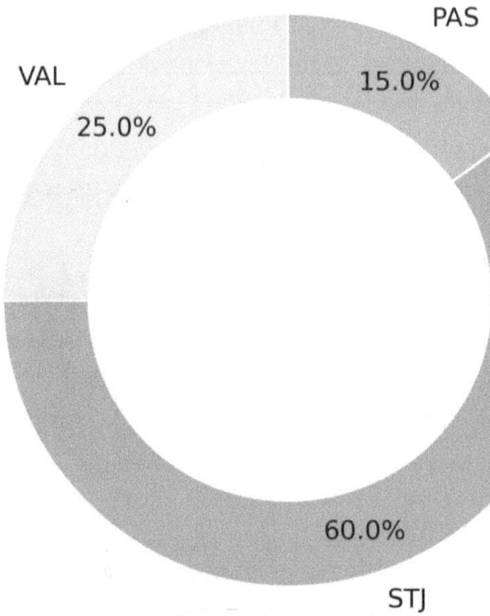


- PAS: Pasiflora
- STJ: Hierba de San Juan
- VAL: Raíz de Valeriana

La hierba de San Juan representa la mayor parte de las ayudas herbales para dejar de fumar, lo que sugiere su popularidad entre los usuarios. Si bien también se utilizan otras opciones como la valeriana y la pasiflora, sus proporciones más bajas pueden indicar una menor efectividad, menor conocimiento entre los fumadores o preferencia por otros métodos. Investigaciones adicionales podrían explorar las razones detrás de estas diferencias en el uso.

**Consejos concretos**

- Discuta con su médico la posibilidad de una dosificación individualizada de sus medicamentos que supere las pautas estándar.
- Lleve un diario sobre su deseo y el efecto de los medicamentos para ajustar la terapia junto con su médico.
- Considere la combinación de diferentes enfoques farmacológicos, pero asegúrese de discutirlo previamente con su médico.
- Infórmese sobre nuevos hallazgos de investigación en el área de la deshabituación tabáquica y discútalos con su médico.
- No dude en buscar una segunda opinión médica si no está satisfecho con el tratamiento farmacológico actual.
- Pregunte a su médico sobre medidas de apoyo para potenciar el efecto de los medicamentos, como técnicas de relajación.
- Programe citas regulares con su médico para controlar el progreso del tratamiento y ajustar la terapia si es necesario.
- Pida a su médico que le explique detalladamente el funcionamiento de los medicamentos prescritos para fomentar su aceptación y colaboración.
- Hable abiertamente con su médico sobre posibles efectos secundarios de los medicamentos y desarrolle estrategias conjuntas para manejarlos.
- Documente sus experiencias con el tratamiento farmacológico para seguir su progreso y fortalecer su motivación.
- Utilice el apoyo de grupos de autoayuda o foros en línea para intercambiar experiencias con otros fumadores que también están tomando medicamentos.

## 2. 2 Enfoques terapéuticos

Este apartado aborda enfoques terapéuticos para dejar de fumar. El desafío radica en superar tanto la dependencia física de la nicotina como los hábitos psicológicos. Diferentes formas de terapia ofrecen estrategias para identificar los desencadenantes del deseo de fumar, aprender mecanismos alternativos de afrontamiento y fortalecer la motivación para la abstinencia. Descubra a continuación qué método terapéutico se adapta mejor a usted.

*La deshabituación del tabaco exitosa a menudo requiere un enfoque multidisciplinario que combine diversas formas de terapia para tratar tanto la dependencia física como la psicológica.*

## Medidas de terapia conductual

Las medidas de terapia conductual ofrecen una serie de estrategias para dejar de fumar. Estas estrategias ayudan a cambiar los pensamientos y comportamientos asociados con el tabaquismo. Por ejemplo, la terapia cognitivo-conductual (TCC) implica la identificación de desencadenantes del deseo de fumar y el aprendizaje de estrategias de afrontamiento para no fumar en esas situaciones [s46]. Un fumador podría, por ejemplo, darse cuenta de que el estrés es un desencadenante común. A través de la TCC, aprende a manejar las situaciones estresantes de manera más efectiva, como mediante técnicas de relajación o estrategias de resolución de problemas, en lugar de recurrir al cigarrillo. Otro enfoque es la Entrevista Motivacional. Aquí, se refuerza la motivación del fumador para dejar de fumar, sopesando los pros y los contras de fumar y activando recursos personales [s46]. Tratamientos basados en la atención plena fomentan la percepción consciente de pensamientos y sentimientos sin reaccionar a ellos [s46]. Esto permite al fumador aprender a aceptar el deseo de fumar como un sentimiento temporal, sin tener que ceder a él. Gestión de contingencias es otra medida de terapia conductual que utiliza el refuerzo positivo para promover la abstinencia del tabaquismo [s47]. La combinación de terapia conductual con apoyo farmacológico también puede aumentar las probabilidades de éxito [s48]. Por ejemplo, los productos de reemplazo de nicotina u otros medicamentos pueden aliviar los síntomas físicos de abstinencia, mientras que la terapia conductual aborda la dependencia psicológica. El apoyo puede ofrecerse de diversas maneras: en persona, por teléfono, por SMS o en línea [s48]. Especialmente para los jóvenes de entre 14 y 20 años, se fomenta el desarrollo de intervenciones conductuales específicas [s47]. También hay programas adaptados para ciertos grupos poblacionales, como mujeres embarazadas o miembros de minorías étnicas [s47]. Para las mujeres embarazadas, la combinación de incentivos y terapia

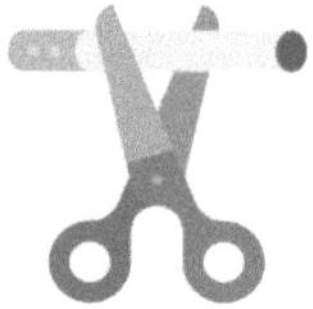

conductual ha demostrado ser especialmente eficaz [s46]. Las intervenciones basadas en tecnología, como aplicaciones o programas en línea, ofrecen una forma adicional de apoyar el proceso de dejar de fumar y aumentar la probabilidad de éxito [s46].

## Eficacia de las terapias para dejar de fumar

Eficacia y costo de diferentes terapias para dejar de fumar.

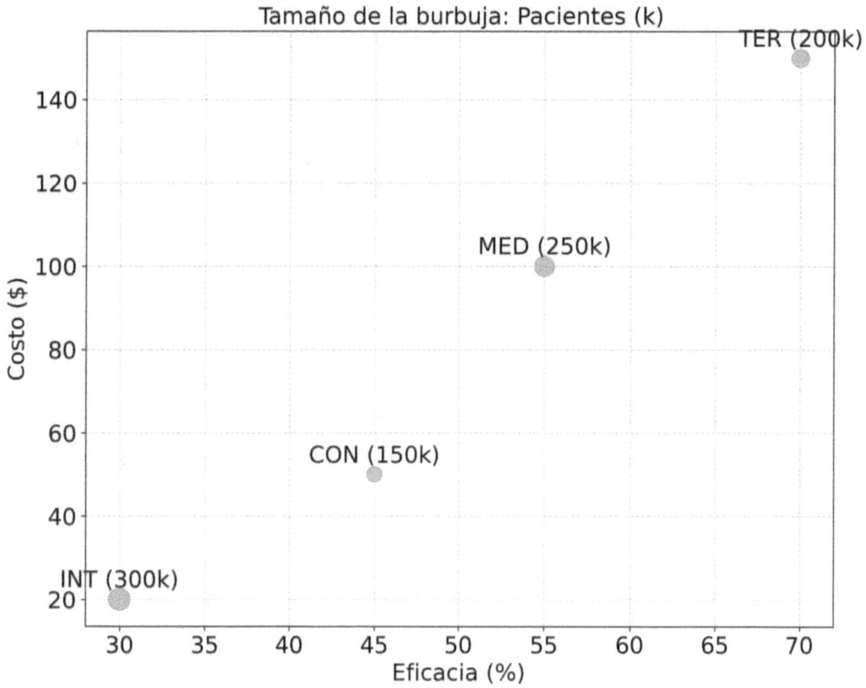


Blasengröße: Pacientes (k)

CON: Asesoramiento

MED: Medicación

INT: Intervención breve

TER: Terapia combinada

La terapia combinada (asesoramiento y medicación) parece ser el enfoque más eficaz, aunque también tiene el costo más alto. Si bien el asesoramiento individual muestra una eficacia moderada, su costo es relativamente bajo. La medicación sola ofrece un equilibrio entre costo y eficacia, y las intervenciones breves, aunque menos eficaces, son la opción más rentable.

## Procedimientos neuroterapéuticos

Los procedimientos neuroterapéuticos están ganando cada vez más importancia en el tratamiento de la dependencia del tabaco. Estos enfoques se dirigen a los mecanismos neuronales subyacentes a la adicción. Por ejemplo, el cannabidiol (CBD) podría influir en la percepción de los deseos de fumar al afectar los procesos neurocognitivos [s49]. Es posible que la normalización del anandamida mediante la inhibición de la hidrolasa de ácidos grasos amida (FAAH) juegue un papel en esto [s49]. Además del tratamiento farmacológico, intervenciones psicoterapéuticas específicas también pueden influir en los procesos neuronales. Los achtsamkeitsbasierte_behandlungen ofrecen una alternativa a las terapias grupales convencionales, con tasas de éxito comparables en relación con la abstinencia a largo plazo [s50]. La percepción consciente de los sentimientos y pensamientos que desencadenan la adicción, sin ceder a ellos, puede modificar las conexiones neuronales que controlan el deseo de fumar. La efectividad de los tratamientos basados en la atención plena podría optimizarse en el futuro mediante ajustes específicos para grupos de personas [s50]. Otro aspecto importante es la sensibilidad a la ansiedad, que aumenta el riesgo de recaída, especialmente en las primeras semanas de abstinencia [s51]. Por lo tanto, los fumadores con alta sensibilidad a la ansiedad podrían beneficiarse de tratamientos especializados que enseñen estrategias para manejar la ansiedad [s51]. Se han desarrollado procedimientos de prueba eficientes para el desarrollo de nuevos medicamentos para dejar de fumar, que aceleran la identificación de sustancias efectivas [s52]. Estos procedimientos tienen en cuenta la motivación intrínseca de los participantes, es decir, el deseo de dejar de fumar por razones personales [s52]. Los hallazgos de la investigación neuroterapéutica contribuyen a mejorar continuamente los enfoques de tratamiento y a adaptarlos a las necesidades de los afectados.

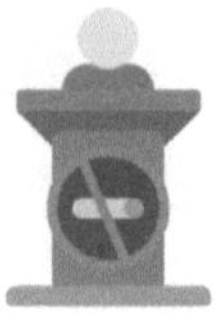

## Bueno saber

**Hidrolasa de ácidos grasos amida (FAAH)**

La hidrolasa de ácidos grasos amida es una enzima que descompone el anandamida. Al inhibir esta enzima, se puede aumentar la concentración de anandamida en el cerebro, lo que podría contribuir a la reducción del deseo de fumar.

**Motivación intrínseca**

La motivación intrínseca describe el deseo de realizar una acción por impulso propio e interés, en contraste con la motivación extrínseca, que está impulsada por incentivos externos. En la cesación del tabaquismo, la motivación intrínseca es un factor importante para el éxito.

**Procedimientos neuroterapéuticos**

Los procedimientos neuroterapéuticos utilizan conocimientos sobre el funcionamiento del cerebro para tratar la dependencia del tabaco. A menudo combinan enfoques farmacológicos y psicoterapéuticos para influir en los procesos neuronales que controlan el comportamiento adictivo.

**Procesos neurocognitivos**

Los procesos neurocognitivos describen los procesos en el cerebro relacionados con la percepción, el pensamiento, el aprendizaje y la memoria. En la dependencia del tabaco, estos procesos están alterados y contribuyen al comportamiento adictivo.

## Tasas de éxito de la cesación del tabaquismo neuroterapéutico

Tasas de éxito de diferentes intervenciones neuroterapéuticas para dejar de fumar a lo largo del tiempo.

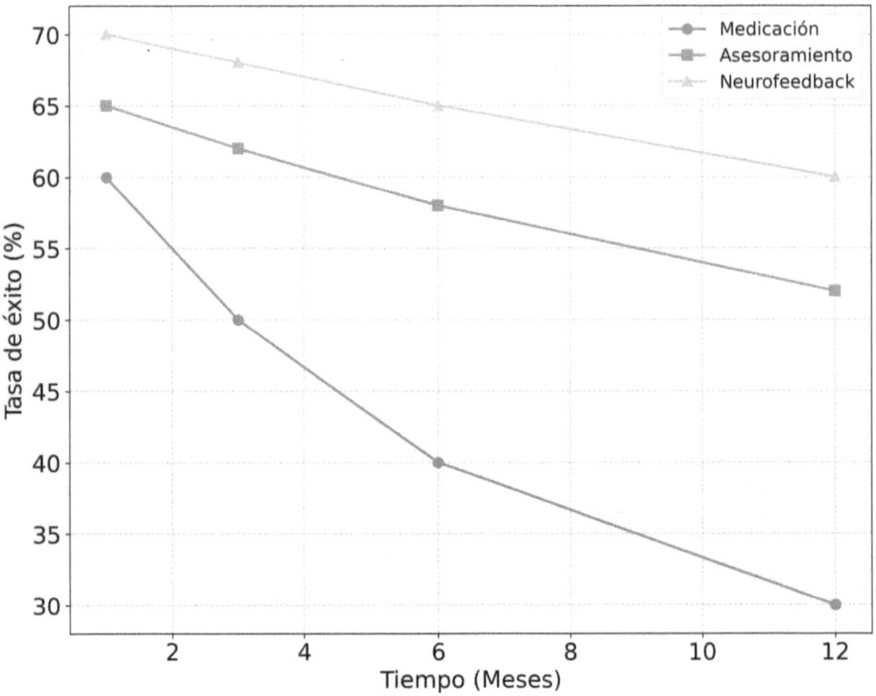


Si bien todas las intervenciones muestran cierto éxito inicial, el neurofeedback demuestra una tasa de éxito sostenida más alta a largo plazo en comparación con otros métodos, lo que sugiere su potencial para dejar de fumar de forma duradera.

## Hipnoterapia

La hipnoterapia ofrece un enfoque adicional para dejar de fumar. Trabaja con sugerencias en un estado de trance hipnótico para influir en el comportamiento de fumar. Se pueden emplear diferentes técnicas, como la sugestión directa, donde se comunica al cliente en estado de trance que ya no siente deseo por los cigarrillos o que fumar ya no le gusta. Otra forma es la sugestión indirecta, que busca establecer nuevos patrones de pensamiento y comportamiento mediante metáforas e historias. Por ejemplo, se podría contar al cliente la historia de un árbol que deja caer sus viejas y marchitas hojas (los cigarrillos) para dar paso a nuevos brotes saludables. La hipnosis también puede ayudar a identificar las causas del comportamiento de fumar y desarrollar estrategias alternativas de afrontamiento. Un fumador que, por ejemplo, recurre al cigarrillo en situaciones de estrés, podría aprender a manejar el estrés de manera diferente a través de la hipnosis, reduciendo así la necesidad de nicotina. La efectividad de la hipnoterapia depende, entre otros factores, de la sugestibilidad individual del cliente.

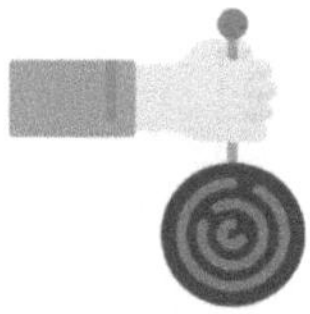

[s53] Al igual que las intervenciones basadas en la atención plena, la hipnosis también puede ser útil para volver a ser abstente después de una recaída. [s53] La combinación de la hipnosis con otras formas de terapia puede aumentar aún más las posibilidades de éxito.

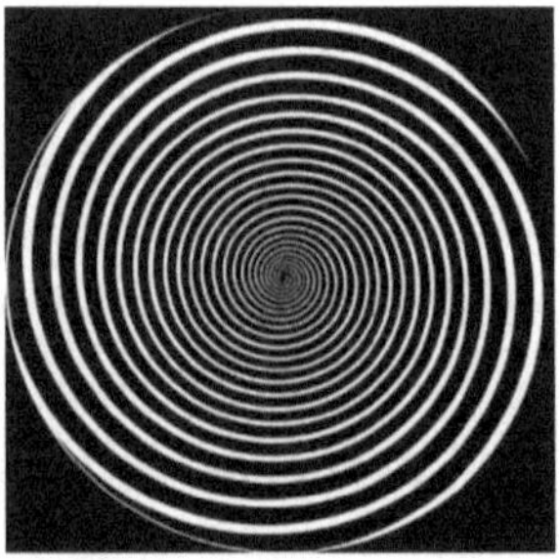

*Hipnosis* [i9]

## Bueno saber

**Abstente**

La práctica de no consumir sustancias adictivas, en este caso, tabaco. La abstinencia es el objetivo de la cesación del tabaquismo.

**Trance hipnótico**

Un estado de profunda relajación y concentración en el que la sugestibilidad está aumentada y se pueden facilitar cambios positivos en el comportamiento. En la cesación del tabaquismo, se pueden utilizar sugerencias para reducir el deseo de fumar o desarrollar aversiones hacia los cigarrillos.

**Intervenciones basadas en la atención plena**

Ejercicios y técnicas que fomentan la atención plena para agudizar la conciencia del deseo de fumar y las emociones asociadas. Esto puede ayudar a los fumadores a controlar mejor sus reacciones ante el deseo y prevenir recaídas.

## Tasas de éxito de la hipnosis

Tasas de éxito para dejar de fumar

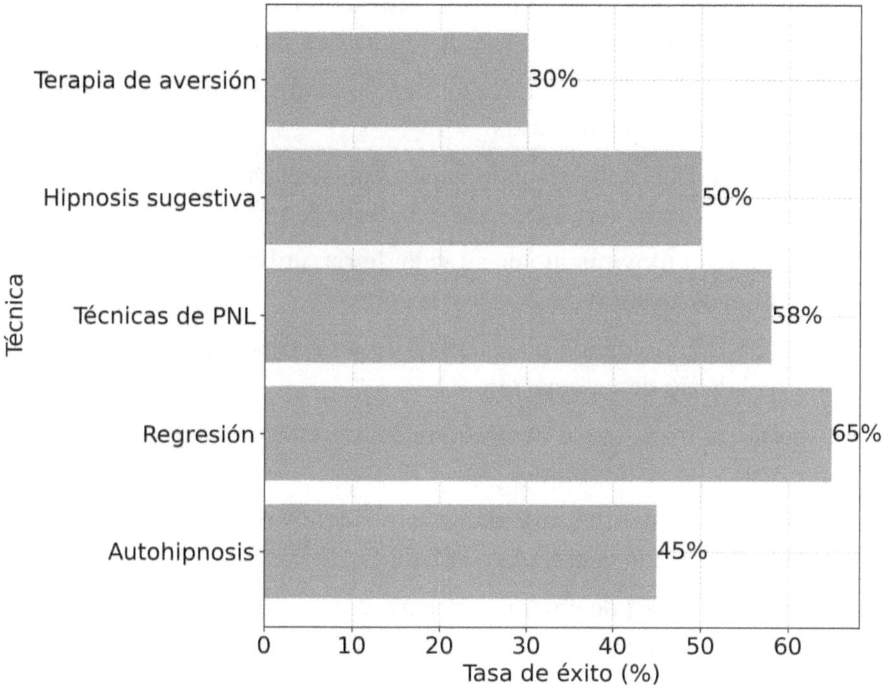


AVE: Terapia de aversión

REG: Regresión

SUG: Hipnosis sugestiva

NLP: Técnicas de PNL

SEL: Autohipnosis

Las tasas de éxito varían mucho según la técnica de hipnosis aplicada. La hipnosis sugestiva muestra la tasa de éxito más alta, mientras que la autohipnosis se encuentra en el extremo inferior. Esto sugiere que la interacción directa con un terapeuta es más prometedora para muchos.

**Consejos concretos**

- Conecte su proyecto de dejar de fumar con otro objetivo importante, como un desafío deportivo.
- Desarrolle un símbolo personal de su libertad de fumar y llévelo consigo para mantener presente su decisión.
- Aproveche el poder de la música: cree una lista de reproducción con canciones que lo motiven y le den fuerza en momentos difíciles.
- Escriba una carta a su futuro yo libre de humo, en la que exprese sus expectativas y esperanzas.
- Transforme sus antiguas pausas para fumar en rituales de disfrute consciente: tome una taza de té o disfrute de una pieza de fruta.
- Incorpore el movimiento en su vida diaria, utilizando las escaleras en lugar del ascensor o dando paseos cortos.
- Cree un refugio donde pueda relajarse y recargar energías cuando surja el deseo de un cigarrillo.
- Aprenda a manejar los contratiempos: mírelos como parte del proceso y no se desanime.
- Celebre sus días sin fumar dándose pequeños premios que no estén relacionados con la comida o la bebida.
- Desarrolle un kit de emergencia para ataques de deseo agudo, que incluya, por ejemplo, chicles, una pelota antiestrés o una lámpara de aromaterapia.
- Visualice la nicotina como un cuerpo extraño que sale de su cuerpo y imagine cómo se vuelve cada vez más fuerte y saludable.
- Reflexione sobre sus éxitos hasta ahora y recuérdese cómo ha superado otros desafíos.

## 2. 3 Procedimientos naturopáticos

Los métodos de medicina natural ofrecen a los fumadores apoyo adicional en su camino hacia la libertad del tabaco. La acupuntura, las técnicas de relajación y métodos como la hipnoterapia tienen como objetivo aliviar los síntomas de abstinencia y reducir el deseo de nicotina. Sin embargo, la efectividad de estos métodos se evalúa de manera diferente y debe considerarse en el contexto de un programa integral de deshabituación. Descubra en este capítulo más sobre las diversas opciones y encuentre el enfoque adecuado para su camino hacia una vida sin humo.

*Los métodos de medicina natural para dejar de fumar, como la acupuntura y las técnicas de relajación, deben considerarse como un apoyo complementario y no como la única solución, e integrarse en un programa de deshabituación integral.*

## Acupuntura para dejar de fumar

La acupuntura se utiliza a menudo como terapia complementaria para dejar de fumar, con el objetivo de aliviar los síntomas de abstinencia y reducir el deseo de nicotina [s54] [s55] [s56]. La estimulación de ciertos puntos en el cuerpo, generalmente en el pabellón auricular (acupuntura auricular), se supone que estimula la liberación de endorfinas, dopamina y serotonina [s56]. Estos neurotransmitter influyen, entre otras cosas, en el estado de ánimo, la percepción del dolor y el sistema de recompensa en el cerebro, que es activado por la nicotina. Así, la acupuntura podría ayudar a mitigar los síntomas asociados con la abstinencia de nicotina, como la nerviosidad, la irritabilidad y los trastornos del sueño. Sin embargo, la evidencia sobre la efectividad de la acupuntura para dejar de fumar es inconsistente [s54] [s57]. Mientras que algunos estudios muestran un efecto positivo a corto plazo en comparación con un placebo o acupuntura simulada, estos resultados no han podido ser confirmados a largo plazo [s54]. La acupuntura parece ser menos efectiva que la terapia de reemplazo de nicotina o intervenciones psicológicas [s54]. También, la combinación con otras terapias, como la medicina tradicional china (MTC), mostró en algunos estudios una efectividad mejorada, aunque la calidad metodológica de muchos de estos estudios se considera baja [s58]. En

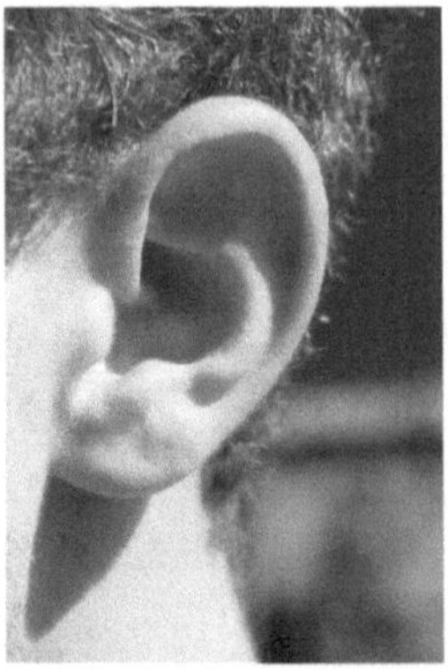

*pabellón auricular* [i10]

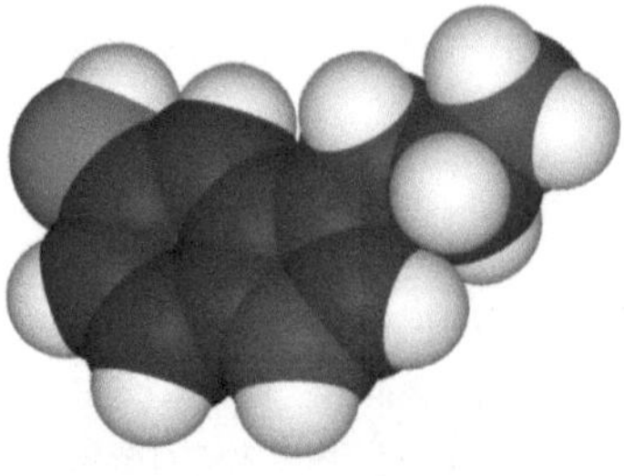

*Serotonina* [i11]

un estudio, se observó que la tasa de abstinencia en intervenciones de MTC fue significativamente más alta en comparación con el placebo, especialmente entre 6 meses y un año [s58]. A pesar de ello, los fumadores que consideren la acupuntura deben tener expectativas realistas y ver el método más como un apoyo adicional dentro de un programa integral de cesación, no como una solución única. Compárelo con la fisioterapia después de una lesión: puede ayudar en la recuperación, pero no necesariamente reemplaza otras medidas necesarias. Los resultados del tratamiento en grupos que recibieron tratamientos alternativos fueron significativamente más bajos en algunos estudios que con otros métodos [s59]. No se han reportado efectos secundarios graves asociados con la acupuntura [s58].

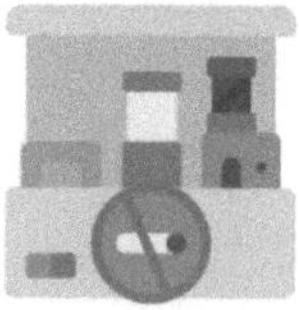

## Bueno saber

**Acupuntura auricular**

En la acupuntura auricular, las agujas de acupuntura se colocan exclusivamente en ciertos puntos del pabellón auricular. Estos puntos se supone que corresponden a varios órganos y funciones en el cuerpo y pueden ser utilizados específicamente para tratar molestias como la abstinencia de nicotina.

**Acupuntura simulada**

La acupuntura simulada es una forma de placebo en la que las agujas se colocan en puntos de acupuntura incorrectos o solo superficialmente, sin estimular los nervios correspondientes. Se utiliza en estudios como método de comparación con la acupuntura real.

**Tasa de abstinencia**

La tasa de abstinencia indica el porcentaje de personas que permanecen abstinentes, es decir, que no consumen una sustancia como la nicotina, después de un período de tiempo determinado (por ejemplo, 6 meses o 1 año).

**Acupuntura para dejar de fumar: tasas de éxito**

Comparación de las tasas de éxito en diferentes puntos de acupuntura para dejar de fumar.

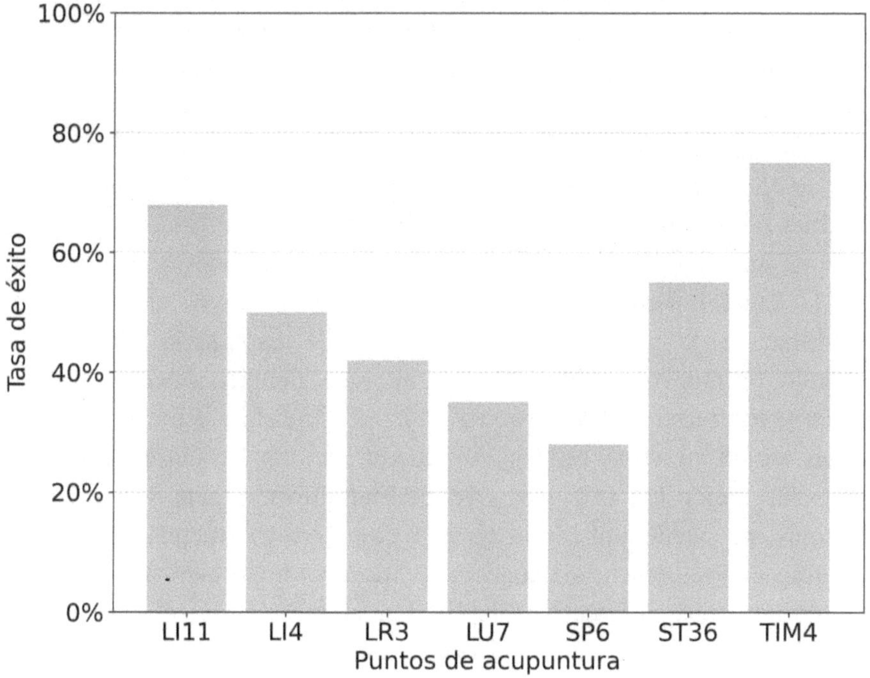


LI11: Quchi (LI11)

LI4: Hegu (LI4)

LR3: Taichong (LR3)

LU7: Lieque (LU7)

SP6: Sanyinjiao (SP6)

ST36: Zusanli (ST36)

TIM4: Yangxi (TE5)

Si bien los resultados individuales pueden variar, estos datos sugieren que ciertos puntos de acupuntura (p. ej., 'TIM4' y 'LI11') exhiben tasas de éxito más altas para dejar de fumar que otros. Esto podría indicar que estos puntos son más efectivos para tratar la adicción a la nicotina o que los profesionales experimentados los utilizan con más frecuencia. Se necesita más investigación para determinar los mecanismos precisos y los protocolos de tratamiento óptimos.

## Técnicas de relajación

Las técnicas de relajación pueden ser herramientas valiosas en el proceso de dejar de fumar, ayudando a manejar los síntomas físicos y psicológicos que surgen durante la abstinencia de nicotina. Los métodos basados en la atención plena parecen ser especialmente efectivos. La meditación de atención plena tiene como objetivo dirigir la atención hacia el momento presente, sin juzgar los pensamientos y sentimientos que surgen. De este modo, se puede modificar la percepción de los síntomas de abstinencia, como la inquietud o el fuerte deseo de fumar, sin que la persona caiga en un ciclo de pensamientos y emociones negativas [s60] [s61]. Efectos similares también se logran a través del yoga. La combinación de ejercicios físicos, técnicas de respiración y meditación no solo promueve la salud física, sino que también puede reducir el estrés y contrarrestar las tensiones asociadas con la abstinencia [s62]. A través de la práctica regular, se puede mejorar la autopercepción y controlar mejor los impulsos que podrían llevar a una recaída [s62]. Además, se puede utilizar la terapia cognitivo-conductual (TCC) para identificar los desencadenantes del deseo de fumar y desarrollar comportamientos alternativos [s60]. Un ejemplo de esto sería realizar un breve ejercicio de respiración en situaciones de estrés que anteriormente llevaban a fumar. La hipnoterapia y la terapia de aceptación y compromiso (TAC) son otros métodos que se aplican en el contexto de dejar de fumar [s63] [s61]. Mientras que la hipnoterapia intenta influir en procesos inconscientes, la TAC apoya al paciente en la aceptación de sentimientos y pensamientos difíciles, sin dejarse abrumar por ellos. Aunque la evidencia sobre la efectividad de estos métodos es variable, pueden representar una adición significativa para algunos afectados a otras medidas. Así, las técnicas de relajación pueden integrarse en un programa de deshabituación integral para aumentar las posibilidades de

éxito. Es importante que el método elegido se ajuste a las necesidades y preferencias individuales.

**Técnicas de Relajación para Dejar de Fumar**

Distribución de los métodos de relajación utilizados para dejar de fumar.

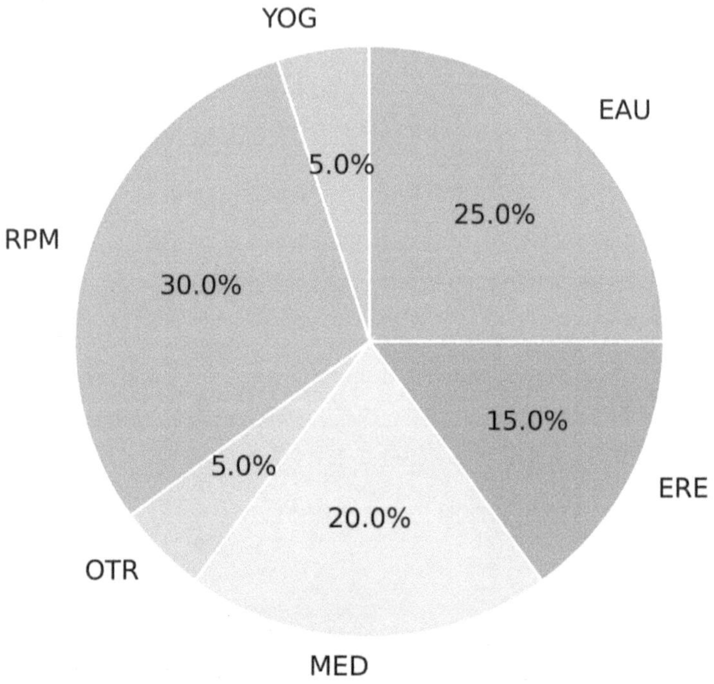


| | |
|---|---|
| EAU: Entrenamiento Autógeno | ERE: Ejercicios de Respiración |
| MED: Meditación de Atención Plena | OTR: Otras Técnicas |
| RPM: Relajación Muscular Progresiva | YOG: Yoga y Tai Chi |

La Relajación Muscular Progresiva y el Entrenamiento Autógeno representan la mayor parte de las técnicas utilizadas, lo que sugiere una preferencia por la relajación estructurada centrada en el cuerpo. La meditación de atención plena y los ejercicios de respiración también tienen una proporción significativa, lo que indica la importancia de la conciencia del momento presente y el control de la respiración para controlar los antojos. Si bien otras técnicas como el yoga y el tai chi contribuyen, su menor representación puede indicar una menor accesibilidad o atractivo para este grupo específico.

**Consejos concretos**

- Integra la Medicina Tradicional China (MTC) de manera holística: considera además de la acupuntura, la fitoterapia y la nutrición según los cinco elementos.
- Crea un plan individual de tés de hierbas con hierbas calmantes y equilibrantes como melisa, valeriana o flor de la pasión.
- Aprovecha el poder de la aromaterapia: utiliza aceites esenciales como menta o limón para reducir el deseo de fumar.
- Descubre el efecto beneficioso de los masajes de reflexología podal: estimula puntos relacionados con el sistema nervioso y la desintoxicación.
- Aprende una técnica de respiración del yoga (Pranayama) y aplícala de manera específica en momentos de deseo.
- Fortalece tu energía vital (Qi) a través de ejercicios de Qigong: movimientos suaves y respiración consciente promueven el equilibrio interno.
- Prueba la terapia de flores de Bach: encuentra las esencias florales adecuadas que apoyen tus necesidades emocionales individuales.
- Descubre el poder de la auto-sanación a través del Reiki: el trabajo energético puede liberar bloqueos y fortalecer tu autorregulación.
- Aplica el masaje con ventosas para promover la circulación y ayudar al cuerpo en la desintoxicación.
- Aprovecha el poder curativo de la naturaleza: crea una mezcla de hierbas individual para un baño relajante.
- Conecta la medicina natural con tus rituales de fumar anteriores: por ejemplo, bebe un té de hierbas en lugar de fumar un cigarrillo después de comer.

## Revisión - 2. Métodos para dejar de fumar

El camino hacia la libertad del tabaco es individual y requiere una estrategia que se ajuste a sus necesidades y hábitos personales. Diferentes métodos ofrecen apoyo, desde terapias de reemplazo de nicotina que alivian los síntomas físicos de abstinencia, hasta enfoques de terapia conductual que le ayudan a lidiar con el deseo de fumar, así como métodos alternativos como la acupuntura o técnicas de relajación. La elección del método adecuado depende de factores como el grado de su dependencia de la nicotina, su bienestar psicológico y sus preferencias personales. Un primer paso importante es la auto-reflexión honesta: ¿Cuáles son sus hábitos de fumar, qué situaciones desencadenan su deseo y qué necesidades emocionales intenta satisfacer a través del tabaquismo?

Los productos de reemplazo de nicotina, como parches, chicles o pastillas para chupar, pueden ayudarle a sobrellevar los primeros días y semanas de desintoxicación al mitigar la abstinencia física. Además, debería considerar estrategias de terapia conductual. Identifique sus desencadenantes personales para fumar, como el estrés, el aburrimiento o situaciones sociales, y desarrolle comportamientos alternativos. En lugar de recurrir al cigarrillo, podría dar un paseo, leer un libro o reunirse con amigos. Los ejercicios de atención plena pueden ayudarle a percibir y aceptar el deseo de fumar de manera más consciente, sin tener que ceder a él. Visualice su vida sin tabaco y concéntrese en los aspectos positivos de la libertad del tabaco, como una mejor salud, más energía y ahorros financieros.

Los medicamentos recetados pueden ser otra opción, especialmente si es fuertemente dependiente de la nicotina o sufre de trastornos psicológicos concomitantes. Hable sobre las diferentes opciones con su médico para encontrar la terapia más adecuada para usted. También los métodos alternativos como la acupuntura o la hipnoterapia pueden ser de apoyo, al promover la relajación y reducir el deseo de fumar. Sin embargo, tenga en cuenta que la evidencia científica para estos procedimientos es menos sólida que para los métodos establecidos. Integre técnicas de relajación como yoga, meditación o relajación muscular progresiva en su vida diaria para reducir el estrés y fortalecer su resistencia al deseo de fumar.

Dejar de fumar es un proceso que requiere tiempo, paciencia y perseverancia. Los retrocesos son parte del proceso y no deben desanimarle. Analice la situación que llevó a la recaída, aprenda de ella y ajuste su estrategia si es necesario. Busque apoyo en amigos, familiares o grupos de autoayuda. No dude en buscar ayuda profesional si no puede avanzar solo. El camino hacia la libertad del tabaco puede ser desafiante, pero es gratificante. Invierta en su salud y bienestar: ¡no se arrepentirá!

# 3. Libre de humo en la vida diaria

¿Cómo dominan las personas la vida cotidiana después de haber dejado de fumar? El camino hacia una vida libre de humo pasa por muchas situaciones diarias que antes estaban estrechamente relacionadas con el fumar. No solo los hábitos personales juegan un papel, sino también el comportamiento de la familia, amigos y colegas. Con las estrategias adecuadas, estos aparentes obstáculos se convierten en oportunidades para un nuevo comienzo saludable. En este capítulo, descubrirá cómo transformar su vida paso a paso, y al hacerlo, se volverá más fuerte de lo que piensa.

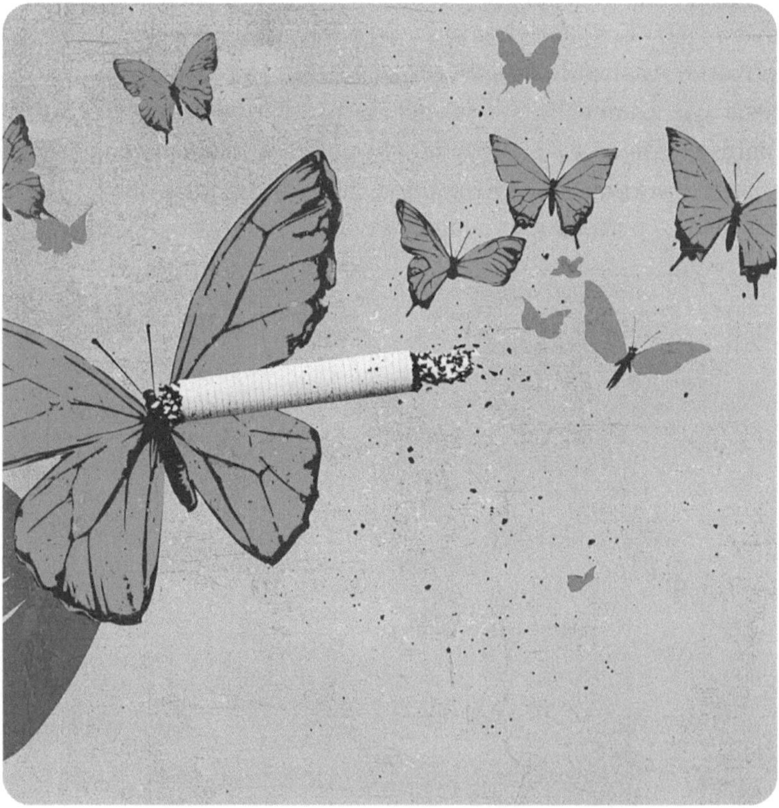

## 3. 1 Estrategias de afrontamiento

La vida cotidiana presenta numerosos desafíos para los exfumadores. El estrés, los hábitos y las situaciones sociales pueden reavivar el deseo de fumar. Por lo tanto, las estrategias de afrontamiento exitosas son esenciales para una libertad duradera del tabaco. Esta sección le ofrece métodos prácticos para superar estos obstáculos y prevenir recaídas. Descubra cómo puede vivir libre de humo y disfrutar de su nueva libertad.

> *La forma más efectiva de mantenerse libre de humo a largo plazo es combinar diversas estrategias de afrontamiento y adaptarlas a las necesidades individuales.*

## Manejo del estrés sin cigarrillos

El estrés es un compañero aparente en la vida cotidiana de muchos fumadores, y el cigarrillo una supuesta estrategia de afrontamiento. Sin embargo, la nicotina aumenta el estrés [s64]. Dejar de fumar puede contribuir a una mejora de la salud mental y a una reducción de los síntomas de estrés [s64]. Por lo tanto, es importante desarrollar estrategias alternativas para manejar el estrés sin cigarrillos. La terapia cognitivo-conductual (kvt) ayuda a reconocer y cambiar patrones de pensamiento y comportamiento negativos que desencadenan o agravan el estrés [s65] [s66]. Un componente esencial de la TCC son las habilidades de resolución de problemas y afrontamiento [s66]. En lugar de recurrir al cigarrillo cuando surge una situación estresante, se aprende a analizar la situación y encontrar soluciones constructivas. También son útiles técnicas de relajación como los ejercicios de respiración [s67]. Respirar profundamente puede reducir las reacciones físicas al estrés y llevar a una mayor calma y serenidad. El entrenamiento en atención plena complementa estas estrategias al fomentar la percepción consciente de pensamientos y sentimientos [s65] [s68] [s66]. En lugar de reaccionar de manera impulsiva al estrés con el cigarrillo, se aprende a aceptar las emociones y a abordarlas sin juzgarlas. El apoyo social [s67] de amigos, familiares o grupos de autoayuda [s69] también puede facilitar dejar de fumar y manejar el estrés. Compartir con otros que tienen experiencias similares fortalece la motivación y ofrece la oportunidad de aprender de las estrategias de afrontamiento de los demás. Además, las intervenciones basadas en tecnología, como aplicaciones o programas en línea, pueden ser de apoyo en la vida cotidiana [s65] [s66]. Ofrecen acceso en cualquier momento a ejercicios, información y recursos motivacionales. La combinación de diversas estrategias suele ser el camino más efectivo para manejar el estrés a largo plazo sin cigarrillos y evitar recaídas. Por ejemplo, quien nota que el estrés en el trabajo aumenta,

puede realizar un ejercicio de respiración y luego hablar con un amigo sobre la situación, en lugar de recurrir al cigarrillo.

## Eficacia de las estrategias de manejo del estrés

Eficacia de las estrategias contra el estrés.

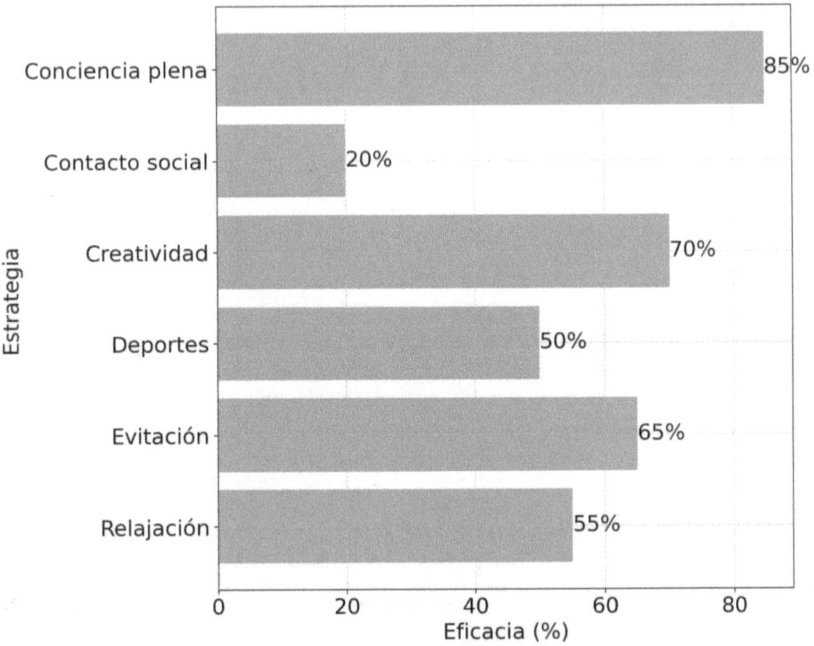


CPL: Conciencia plena
CSP: Contacto social
EVT: Evitación
CRE: Creatividad
DEP: Deportes
REL: Relajación

El diagrama de barras horizontales ilustra la eficacia de diferentes estrategias de manejo del estrés. Las técnicas de relajación muestran la mayor eficacia, seguidas de la actividad física y el apoyo social. Los ejercicios de atención plena y las actividades creativas muestran una eficacia moderada, mientras que evitar las situaciones estresantes muestra la menor eficacia. Esto sugiere que las estrategias de afrontamiento activas son más efectivas en comparación con la evitación.

## Desarrollar acciones de reemplazo

Las acciones de reemplazo son elementos centrales en el proceso de dejar de fumar. Ayudan a sustituir el hábito de fumar por nuevos comportamientos saludables. Es crucial reconocer los desencadenantes personales para fumar: ¿Cuándo se suele recurrir al cigarrillo? ¿Es por estrés, aburrimiento, situaciones sociales o simplemente por la costumbre después de comer? [s70] Una vez que se han identificado estos desencadenantes, se pueden desarrollar acciones alternativas de manera específica. Por ejemplo, ante el estrés, un paseo al aire libre, una breve meditación o escuchar música pueden ser de ayuda. En compañía, masticar chicle o chupar un caramelo sin azúcar puede reemplazar el movimiento habitual de mano a boca. [s71] [s70] Además, el ejercicio regular ha demostrado reducir el deseo de nicotina y puede contribuir al éxito en el proceso de dejar de fumar. [s72] Además de estas estrategias individuales, las terapias grupales son una opción. El intercambio con otros fumadores y exfumadores crea un entorno de apoyo y puede fortalecer la motivación. [s73] La combinación de diferentes métodos, como la terapia de reemplazo de nicotina y verhaltensinterventionen, aumenta las probabilidades de éxito. [s71] [s70] Por ejemplo, la ingesta de preparados de nicotina puede combinarse con la participación en una terapia grupal y ejercicio regular para abordar tanto los aspectos físicos como psicológicos de la adicción. Los ejercicios de atención plena ayudan a percibir de manera más consciente los pensamientos y sentimientos que conducen a fumar, evitando así el impulso de recurrir al cigarrillo. [s74] Al aprender a observar estas emociones sin juzgarlas, se facilita no reaccionar de manera impulsiva y, en su lugar, recurrir a las acciones de reemplazo aprendidas. Con el tiempo, se desarrolla un nuevo repertorio de comportamiento que reemplaza de manera sostenible el antiguo hábito de fumar y mejora la calidad de vida. [s75]

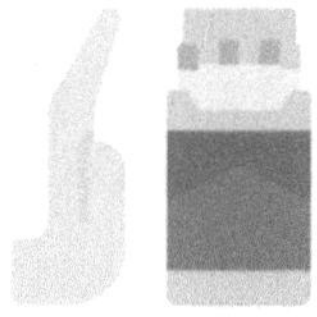

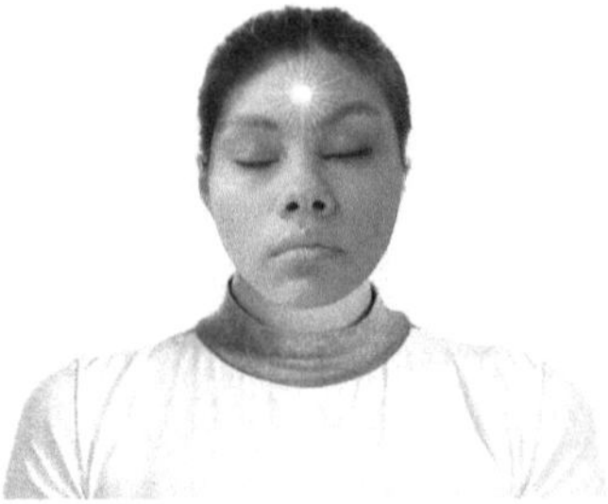

*Meditación* [i12]

## Bueno saber

**Desencadenantes**

Los desencadenantes son estímulos o situaciones específicas que provocan el deseo de un cigarrillo. Pueden ser de naturaleza emocional (por ejemplo, estrés, aburrimiento) o estar vinculados a lugares, personas o momentos del día específicos. Reconocer y evitar los desencadenantes es un paso importante en el proceso de dejar de fumar.

**Ejercicios de atención plena**

Los ejercicios de atención plena apoyan el proceso de dejar de fumar al entrenar la percepción de sentimientos y sensaciones corporales. Esto permite reconocer de manera más consciente el deseo de un cigarrillo y controlarlo más fácilmente. La atención plena ayuda a permanecer en el momento presente y a no ceder a los impulsos automáticos de fumar.

**Meditación**

La meditación puede utilizarse como acción de reemplazo para encontrar calma y relajación en situaciones estresantes que de otro modo llevarían a fumar. Ayuda a desviar el enfoque del deseo de nicotina y a desarrollar nuevos mecanismos de afrontamiento.

## Estrategias efectivas para dejar de fumar

Distribución de estrategias de afrontamiento exitosas para dejar de fumar.

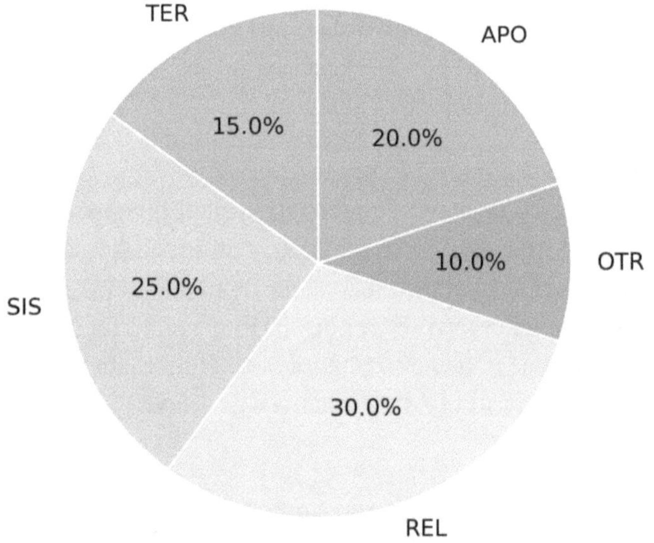


APO: Sistemas de apoyo (p. ej., familiares, amigos, grupos de apoyo)

REL: Técnicas de relajación (p. ej., meditación, respiración profunda)

TER: Ayuda profesional (p. ej., terapia, asesoramiento)

OTR: Otras estrategias (p. ej., pasatiempos, distracciones)

SIS: Actividad física (p. ej., ejercicio, caminatas)

Los datos resaltan la importancia de diversos mecanismos de afrontamiento para dejar de fumar. Si bien las actividades físicas y las técnicas de relajación son cruciales, la participación de los sistemas de apoyo y la búsqueda de ayuda profesional son igualmente importantes. Esto enfatiza la necesidad de un enfoque holístico para dejar de fumar, combinando estrategias individuales con apoyo externo.

## Superar situaciones de riesgo

Las situaciones de riesgo que favorecen una recaída en viejos hábitos de fumar se pueden manejar con éxito mediante estrategias específicas. Como muestran los estudios, el yoga puede reducir el estrés y las emociones negativas, lo que disminuye la probabilidad de una recaída [s76]. El efecto calmante de los ejercicios de yoga ayuda a mantener la calma en momentos desafiantes y a manejar con más serenidad el deseo de nicotina. La combinación de yoga con terapia cognitiva conductual puede además fortalecer la confianza en la propia capacidad para dejar de fumar [s76]. Además del yoga, existen otros métodos probados para la prevención de recaídas (RP). La análisis funcional, un componente de la RP, ayuda a identificar los desencadenantes individuales para fumar y a desarrollar comportamientos alternativos [s77]. En lugar de recurrir al cigarrillo en situaciones de estrés, se podría, por ejemplo, dar un breve paseo o aplicar técnicas de relajación. Además, el Manejo de Contingencias (CM) ofrece la posibilidad de recompensarse por períodos sin fumar, lo que aumenta la motivación [s77]. Otra estrategia importante es la Entrevista Motivacional (MI), que fortalece la propia motivación para dejar de fumar y apoya en el manejo de la ambivalencia [s77]. Por ejemplo, se puede visualizar los beneficios de una vida sin fumar y hacerse consciente de por qué se ha elegido este camino. La combinación de diferentes enfoques, como yoga, RP, CM y MI, ofrece así una herramienta integral para manejar eficazmente las situaciones de riesgo y mantenerse libre de tabaco a largo plazo.

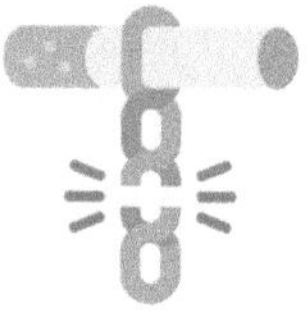

## Bueno saber

**Análisis Funcional**

El análisis funcional es un procedimiento que ayuda a identificar los desencadenantes individuales y los factores que mantienen el hábito de fumar. A través del análisis de la relación entre fumar y ciertas situaciones, emociones o pensamientos, se pueden desarrollar estrategias específicas para el cambio de comportamiento.

**Manejo de Contingencias**

El manejo de contingencias es un enfoque conductual en el que los cambios de comportamiento positivos, como la abstinencia de fumar, se refuerzan mediante recompensas. Esto puede aumentar la motivación para dejar de fumar y mejorar la probabilidad de éxito a largo plazo.

**Terapia Cognitiva Conductual**

La terapia cognitiva conductual ayuda a identificar y cambiar patrones de pensamiento y comportamientos negativos asociados con fumar. Apoya el desarrollo de nuevas estrategias de afrontamiento para situaciones difíciles y fortalece la confianza en la gestión del deseo de fumar.

## Situaciones de Riesgo en la Cesación Tabáquica

Frecuencia y severidad de las situaciones de riesgo durante la cesación tabáquica.

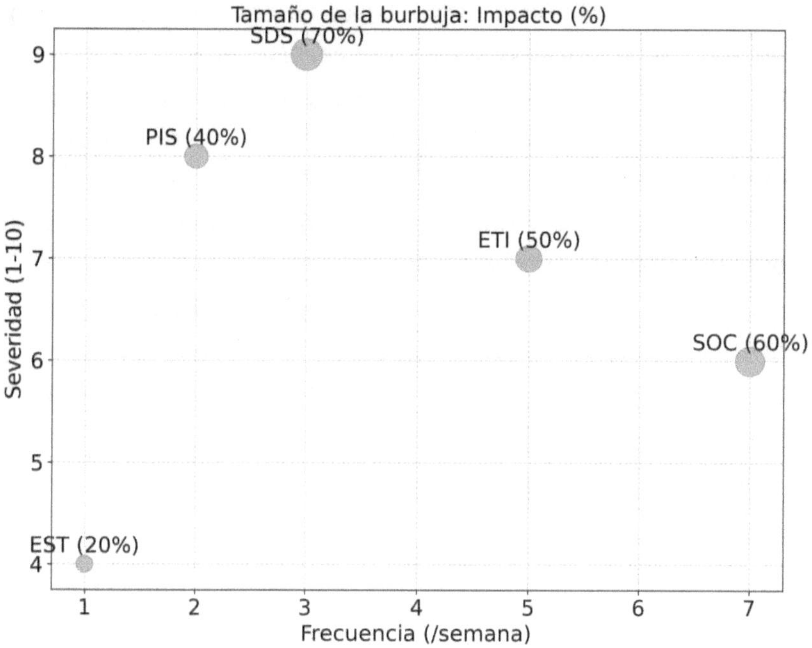


Blasengröße: Impacto ((%))

EST: Estrés

ETI: Desencadenantes Emocionales

PIS: Pistas para Fumar

SDS: Síntomas de Abstinencia

SOC: Eventos Sociales

El gráfico de burbujas revela una correlación entre la frecuencia y la severidad de las situaciones de riesgo encontradas durante la cesación tabáquica. Las situaciones que involucran eventos sociales son frecuentes y pueden plantear un desafío moderado. Los síntomas de abstinencia, aunque menos frecuentes, presentan un alto nivel de severidad y son cruciales para abordar. Los desencadenantes emocionales son moderadamente frecuentes y graves, lo que indica una necesidad de estrategias de regulación emocional. La exposición a señales de fumar, aunque menos frecuente que los eventos sociales, puede ser bastante severa para algunas personas.

**Consejos concretos**

- Transforma tus pausas para fumar en microaventuras conscientes: explora tu entorno, descubre nuevos caminos o observa la naturaleza.
- Crea una "caja de los sentidos": llénala con objetos que estimulen tus sentidos: velas aromáticas, telas suaves, música.
- Escribe tus pensamientos y sentimientos sobre el deseo de fumar: plasmarlo por escrito ayuda a procesar las emociones y tomar distancia.
- Desarrolla un ritual personal para dejar de fumar: enciende una vela, por ejemplo, y pronuncia una frase positiva.
- Cambia tus rutinas habituales: camina por la habitación mientras hablas por teléfono o mueve el pie.
- Utiliza el tiempo que ganas al dejar de fumar para hacer algo que realmente disfrutes, como leer o tocar música.
- En momentos desafiantes, pregúntate: "¿Qué haría mi yo futuro, libre de humo, ahora?"
- Conecta tu libertad de fumar con un compromiso social: participa, por ejemplo, en la protección del medio ambiente.
- Sueña en grande y establece un objetivo a largo plazo que puedas financiar con el dinero ahorrado de los cigarrillos.
- Desarrolla un "reto de dejar de fumar" con amigos o familiares y motívense mutuamente.
- Reúne mensajes positivos y citas sobre la libertad de fumar y léelos regularmente.
- Crea tu propia "imagen de dejar de fumar": pinta o elabora una imagen que simbolice tu motivación.
- Recompénsate con una experiencia que has querido hacer durante mucho tiempo, como asistir a un concierto o un viaje de fin de semana.

## 3. 2 Entorno social

Su entorno social influye de manera decisiva en su decisión de dejar de fumar. Las relaciones armoniosas y el apoyo de familiares y amigos fortalecen su motivación y ayudan a enfrentar los desafíos. Al mismo tiempo, las influencias negativas, como la presión del grupo o los conflictos, pueden dificultar el camino hacia la libertad del tabaco. Este capítulo examina las oportunidades y riesgos de su entorno social y le muestra cómo puede aprovechar las dinámicas sociales para dejar de fumar. ¡Convierta su entorno en un aliado!

*Un entorno social de apoyo actúa como un escudo contra las tensiones de dejar de fumar.*

## Apoyo de la familia

Apoyo familiar es un factor importante para el éxito de dejar de fumar. Las relaciones sociales positivas, especialmente dentro de la familia, fomentan la salud mental y reducen el estrés [s78]. Este apoyo tiene un efecto positivo en los comportamientos que promueven la salud, mientras que el estrés familiar puede afectar negativamente la salud [s78]. En concreto, esto significa que un entorno familiar armonioso y el apoyo activo de los familiares aumentan las posibilidades de un éxito en dejar de fumar. Un entorno de apoyo puede actuar como un escudo contra las tensiones de la abstinencia. El apoyo familiar puede adoptar muchas formas. Va desde el apoyo emocional – afecto, comprensión y aliento – hasta la ayuda práctica y la información sobre la adicción y las opciones de tratamiento [s79] [s80]. Por ejemplo, los miembros de la familia pueden apoyar activamente el cese del tabaquismo al no fumar ellos mismos, eliminar utensilios de fumar del hogar compartido o desarrollar juntos estrategias para manejar los antojos. Los familiares también pueden ayudar a la persona afectada a encontrar actividades alternativas que distraigan del fumar. Es importante que el apoyo se ajuste a las necesidades individuales del fumador. [s81] aclara que algunas personas prefieren instrucciones directas y tareas claras, mientras que otras necesitan más apoyo emocional y comprensión. Intervenciones familiares pueden motivar a la persona afectada a comenzar una terapia y reducir el impacto de la adicción en el sistema familiar [s79]. La familia se beneficia de la información sobre la adicción, métodos de tratamiento y los desafíos de la recuperación [s79]. La terapia familiar puede mejorar la comunicación y reducir la carga emocional de los miembros de la familia [s79].

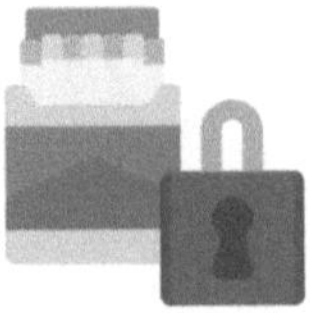

Los familiares aprenden cómo apoyar a la persona afectada sin facilitar la adicción. Grupos de autoayuda ofrecen a las familias la oportunidad de centrarse en sus propias necesidades y provocar cambios positivos [s79]. Las conversaciones abiertas sobre la adicción y el mantenimiento de las rutinas familiares son especialmente importantes cuando los padres están afectados por la adicción [s79]. Así, la familia puede trabajar junta hacia un futuro más saludable. La calidad de las relaciones familiares es más importante que la frecuencia del contacto [s82]. Las interacciones negativas dentro de la familia pueden afectar el bienestar y la autoestima [s82], dificultando aún más el cese del tabaquismo.

**Apoyo familiar**

Una red familiar de apoyo puede fortalecer la motivación para dejar de fumar al ofrecer seguridad emocional, ayuda práctica y comprensión. Esto puede reducir el estrés durante la abstinencia y prevenir recaídas.

**Grupos de autoayuda**

Grupos de personas afectadas y familiares que se apoyan mutuamente y comparten sus experiencias. Ofrecen un espacio seguro para hablar sobre los desafíos de la adicción y desarrollar estrategias de afrontamiento.

**Intervención familiar**

Intervenciones específicas que involucran a la familia en el proceso de dejar de fumar pueden mejorar la comunicación, aumentar la motivación del fumador y reducir la carga para todos los miembros de la familia. Proporcionan información sobre la adicción y estrategias de afrontamiento, fomentando una comprensión compartida.

**Métodos de tratamiento**

Diversos enfoques para el tratamiento de la adicción, que van desde el apoyo farmacológico hasta la terapia conductual y los grupos de autoayuda. La elección del método adecuado depende de las necesidades individuales y la gravedad de la adicción.

## Tipos de apoyo familiar para dejar de fumar

Distribución de los tipos de apoyo familiar para dejar de fumar.

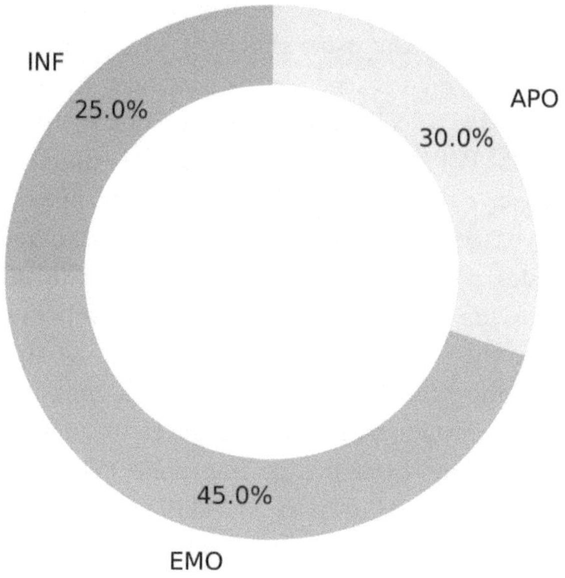


- APO: Apoyo práctico (Ayuda con las tareas del hogar, cuidado de niños, etc.)
- EMO: Apoyo emocional (Ánimo, empatía, comprensión)
- INF: Apoyo informativo (Proporcionar recursos, consejos, etc.)

El apoyo emocional representa la mayor parte, lo que destaca la importancia de la empatía y el aliento. El apoyo práctico, aunque menor, juega un papel crucial para facilitar el intento de dejar de fumar. El apoyo informativo, aunque presente, sugiere la posibilidad de aumentar la educación sobre los recursos y las estrategias para dejar de fumar. Un enfoque equilibrado que abarque los tres tipos de apoyo probablemente conduzca a los resultados más exitosos.

## Crear zonas libres de humo

Establecer zonas libres de humo en el entorno personal contribuye significativamente al éxito de la deshabituación tabáquica. Los entornos donde fumar no está permitido o es indeseado reducen la tentación y fortalecen la motivación para permanecer abstinent [s83]. Esto es especialmente cierto para lugares que anteriormente estaban asociados con el fumar, como el propio balcón, el coche o ciertos encuentros sociales. La creación de tales zonas puede llevarse a cabo mediante acuerdos claros con familiares, amigos y colegas. Por ejemplo, los tiempos de comida o las noches de juegos pueden ser explícitamente diseñados como libres de humo para establecer nuevos rituales positivos. Además, la separación espacial de las oportunidades para fumar disminuye la probabilidad de ceder a la presión grupal o de recaer en viejos hábitos [s84]. Fumar se percibe cada vez más como una acción aislada y pierde su significado social. Además del entorno privado, la configuración de áreas públicas también es relevante. Las prohibiciones de fumar en restaurantes, lugares de trabajo o medios de transporte público no solo reducen los riesgos para la salud por el humo pasivo, sino que también contribuyen a la deshabituación al restringir las oportunidades para fumar [s83]. La implementación consistente de tales prohibiciones, junto con campañas de concienciación, puede reducir aún más la aceptación social del fumar [s85]. Esto afecta especialmente a los jóvenes, quienes, al estar en un entorno libre de humo, están menos expuestos a la presión social para consumir tabaco [s86]. La percepción y el uso consciente de zonas libres de humo en la vida cotidiana apoyan así el proceso de deshabituación y fomentan a largo plazo una vida más saludable. Comparado con evitar bebidas azucaradas al perder peso, evitar entornos de fumadores ayuda a prevenir recaídas.

## Bueno saber

**Humo pasivo**

El humo del tabaco que es inhalado por otros fumadores. Las zonas libres de humo no solo protegen al que está dejando de fumar, sino también a su entorno de los peligros del humo pasivo.

**Presión grupal**

La presión de fumar en grupo, incluso cuando realmente se desea dejar de fumar. Esto puede ser mitigado mediante una comunicación abierta con amigos sobre el deseo de dejar de fumar.

## Impacto de los entornos libres de humo en el éxito al dejar de fumar

Tasas de éxito relativas basadas en los cambios ambientales

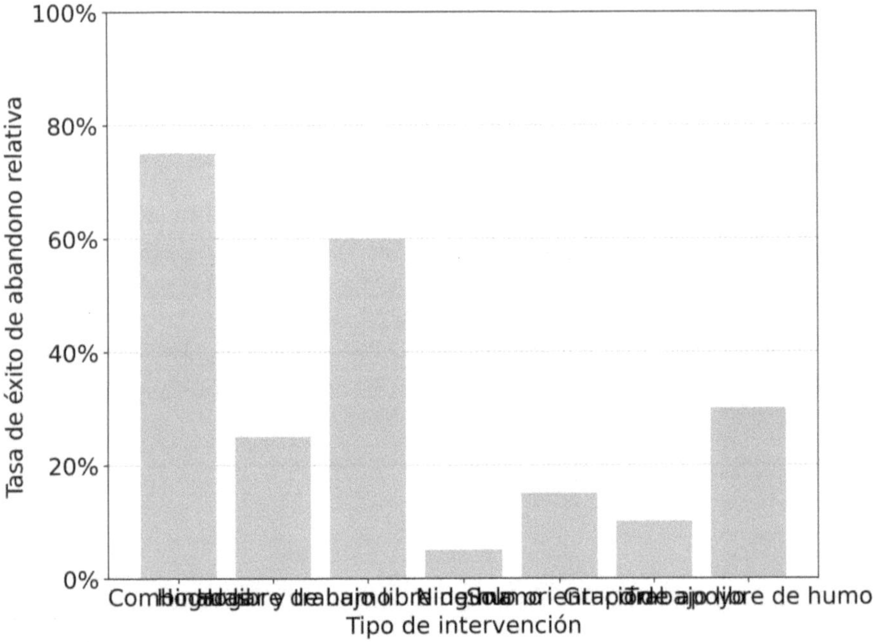


Comb: Todas las intervenciones combinadas

Cons: Solo orientación

Grp: Grupo de apoyo

Hog: Hogar libre de humo

HyT: Hogar y trabajo libre de humo

Ning: Ninguna intervención

Trab: Trabajo libre de humo

La implementación de políticas integrales de entornos libres de humo en el hogar y en el lugar de trabajo aumenta significativamente las tasas de éxito al dejar de fumar. Si bien el asesoramiento individual y los grupos de apoyo ofrecen beneficios, su eficacia se amplifica cuando se combinan con entornos libres de humo. Esto sugiere que reducir la exposición a las señales de fumar y a las presiones sociales es crucial para dejar de fumar con éxito.

## Aprovechar la dinámica de grupo

La dinámica de grupo puede tanto fomentar como obstaculizar la cesación del tabaquismo. Las relaciones positivas y un entorno de apoyo aumentan la probabilidad de un abandono exitoso [s87]. La inclusión del entorno social, especialmente de la familia y amigos, ofrece refuerzo emocional y ayuda práctica. Por ejemplo, los familiares pueden establecer zonas libres de humo en casa junto con el fumador o probar nuevas actividades recreativas. Es importante la participación activa del entorno en el cambio de comportamiento, ya sea a través de aliento, distracción o la creación de un ambiente libre de tabaco [s88]. Al mismo tiempo, es necesario minimizar las influencias grupales negativas. La presión de "tener que" fumar en ciertos grupos puede dificultar que los fumadores dejen el hábito [s89]. Los conflictos con no fumadores en el entorno inmediato, como dentro de la familia, generan estrés adicional y pueden poner en peligro la cesación [s89]. La aceptación del tabaquismo varía según el contexto social. En algunos círculos, fumar aún se tolera, mientras que en otros es mal visto. Estas diferentes normas influyen en la motivación y la perseverancia en dejar de fumar. Por lo tanto, es importante una evaluación realista del propio entorno social. Los fumadores deben buscar apoyo de personas que puedan acompañar positivamente su cesación y evitar situaciones que refuercen la tentación de fumar. Así como una ruta de senderismo bien planificada evita desvíos, el camino hacia la libertad del tabaco debe ser lo más libre posible de obstáculos sociales. La gestión consciente del entorno social aumenta la probabilidad de un abandono duradero. [s90]

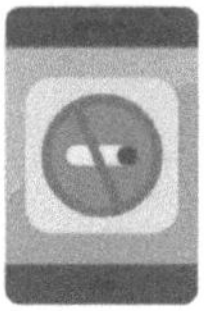

## Influencia del tamaño del grupo en el éxito para dejar de fumar

Correlación entre el tamaño del grupo y la tasa de éxito de abandono.

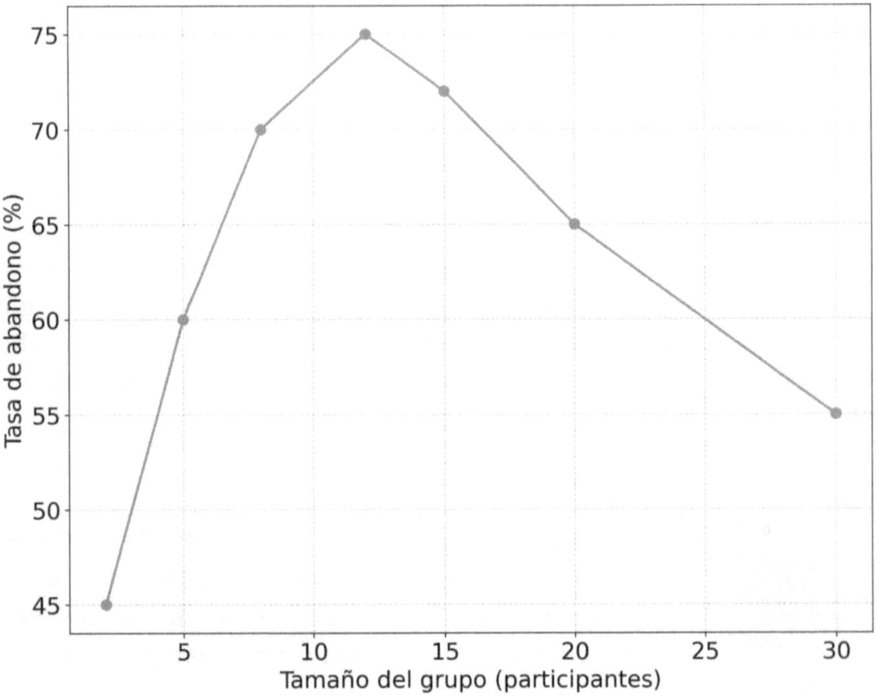


Este gráfico sugiere un tamaño de grupo óptimo para los programas para dejar de fumar. Si bien los grupos pequeños ofrecen apoyo personalizado, los grupos más grandes pueden fomentar un sentido de comunidad y experiencia compartida, lo que lleva a mayores tasas de abandono hasta cierto punto. Sin embargo, los grupos excesivamente grandes podrían diluir la atención individual y reducir la efectividad. Los datos destacan la importancia de encontrar el equilibrio adecuado para el tamaño del grupo a fin de maximizar el éxito del abandono.

**Consejos concretos**

- Establezca con amigos y familiares horarios fijos para actividades conjuntas que excluyan el fumar, como una noche de juegos o una visita al cine.
- Pida a su entorno social que lo aborde activamente si parece que está cayendo en viejos patrones de comportamiento.
- Comparta con no fumadores en su entorno sus estrategias para manejar el estrés y déjese inspirar.
- Organice una noche de cocina con amigos y experimente con nuevas recetas saludables que le ayuden a olvidar el fumar.
- Visite con su pareja o amigos lugares que le transmitan sentimientos positivos y que asocie con su libertad de fumar.
- Explique a su entorno por qué es importante para usted dejar de fumar y cómo pueden apoyarlo en ello.
- Participe en actividades conjuntas con no fumadores para establecer nuevos contactos sociales y ampliar su entorno.

## 3. 3 Adaptación del estilo de vida

La vida cotidiana después de dejar de fumar presenta nuevos desafíos y oportunidades. El aumento de peso, los cambios de humor y el manejo de viejos hábitos son problemas comunes. Los cambios en el estilo de vida, como una alimentación adecuada y el ejercicio, ofrecen estrategias efectivas para afrontarlos y mejorar la salud de manera sostenible. Siga leyendo y descubra cómo puede hacer su vida diaria libre de humo y saludable.

> *Un abandono exitoso del tabaco se apoya claramente en la combinación de varios cambios en el estilo de vida, como una alimentación saludable y ejercicio regular.*

## Cambio de dieta

Un cambio de dieta puede apoyar la deshabituación del tabaco y al mismo tiempo tener efectos positivos en la salud [s91]. La integración de asesoría nutricional en los programas de deshabituación puede mejorar el consumo de frutas, verduras y cereales para el desayuno [s91]. Aunque el aumento de peso después de dejar de fumar es común, los cambios sostenibles en la dieta pueden ayudar a controlarlo. El apoyo de asesores y grupos puede ayudar a los participantes a dejar de fumar y gestionar su peso [s91]. Asesores especialmente capacitados facilitan la integración de la asesoría nutricional en los programas existentes. Un cambio de dieta en el contexto de la deshabituación del tabaco debe centrarse en alimentos integrales y ricos en nutrientes. Una dieta vegetariana baja en grasas, con un contenido de grasa de alrededor del 10%, puede contribuir, en combinación con ejercicio, manejo del estrés y apoyo psicosocial, a la regresión de la arteriosclerosis coronaria [s92]. Esto demuestra cuán fuerte es la influencia de la dieta en la salud cardiovascular. Una dieta rica en frutas, verduras, pescado, carne magra y productos lácteos bajos en grasa reduce la presión arterial y el riesgo de enfermedades cardiovasculares [s93]. Los granos enteros, nueces y grasas saludables también ayudan a reducir el riesgo de eventos cardiovasculares. Por ejemplo, el consumo regular de nueces como refrigerio en lugar de

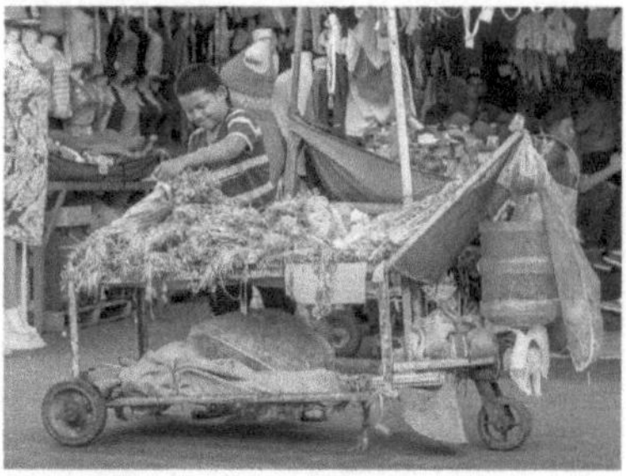

*Verduras* [i13]

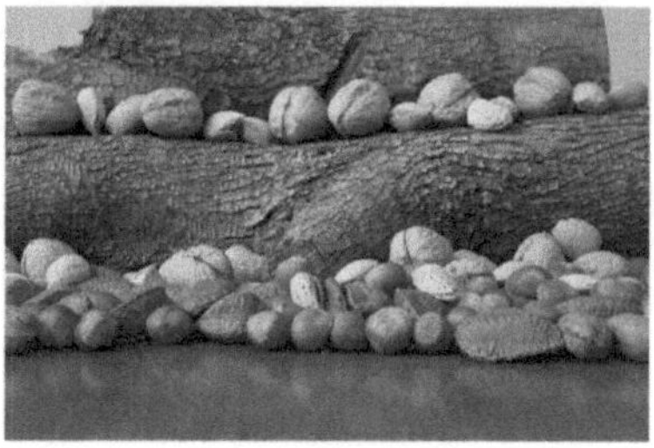

*Nueces* [i14]

bocadillos azucarados puede ser un cambio simple pero efectivo. Así, un cambio de dieta no solo puede promover la salud general, sino también reducir el riesgo de enfermedades secundarias favorecidas por el tabaquismo. Dietas como la mediterránea o la dieta DASH, que son ricas en frutas, verduras, pescado y granos enteros, reducen el riesgo de diabetes tipo 2 y enfermedades cardíacas [s94].

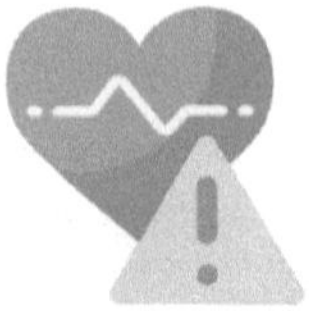

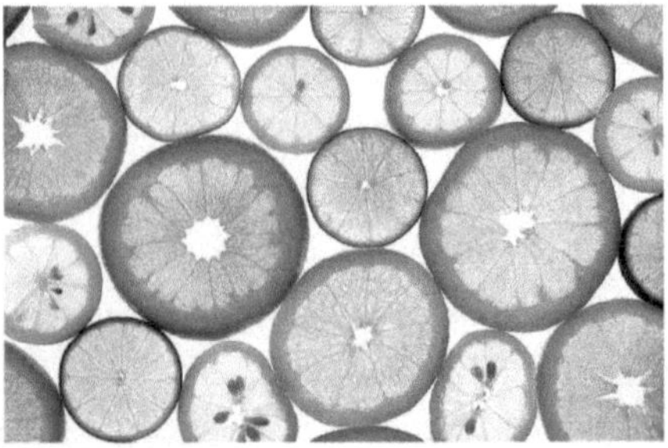

*Fruta* [i15]

## Bueno saber

**Asesoría nutricional**

Una asesoría nutricional puede ayudar a desarrollar hábitos alimenticios saludables que reduzcan el deseo de fumar y prevengan el aumento de peso tras dejar de fumar.

**Dieta DASH**

La dieta DASH (Enfoques dietéticos para detener la hipertensión) es un plan de alimentación diseñado para reducir la presión arterial. Es rica en frutas, verduras, granos enteros y productos lácteos bajos en grasa, y baja en sodio, ácidos grasos saturados y azúcar. Puede ayudar a mitigar los efectos negativos del tabaquismo sobre la presión arterial.

**Dieta vegetariana**

Una dieta vegetariana puede ayudar al cuerpo en la desintoxicación y reducir el riesgo de enfermedades causadas por el tabaquismo. Proporciona nutrientes importantes y puede aumentar el bienestar general.

**Salud cardiovascular**

La salud cardiovascular se beneficia enormemente de una dieta saludable y de la ausencia de tabaco. Una dieta equilibrada puede apoyar la regeneración del sistema cardiovascular tras dejar de fumar.

## Nuevos hábitos alimenticios después de dejar de fumar

Distribución de los nuevos hábitos alimenticios adoptados después de dejar de fumar.

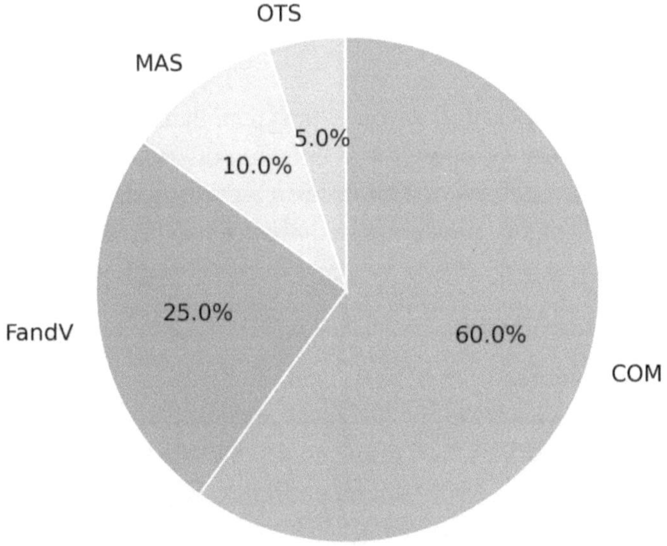


COM: Comer más sano (Comidas balanceadas, cocina casera)

FandV: Mayor consumo de frutas y verduras

MAS: Mayor consumo de refrigerios (dulces, snacks salados)

OTS: Otros cambios en la dieta

La mayor parte de las personas adoptaron hábitos alimenticios más saludables, lo que indica un cambio positivo hacia un mejor bienestar general. El aumento del consumo de frutas y verduras sugiere un enfoque en alimentos ricos en nutrientes. Si bien algunas personas recurrieron a los refrigerios, la proporción relativamente pequeña sugiere que no es la tendencia dominante. Estos datos destacan las diversas formas en que las personas ajustan sus dietas después de dejar de fumar, con un claro énfasis en opciones más saludables.

## Establecer rutinas de ejercicio

La actividad física ofrece múltiples beneficios durante y después de dejar de fumar. No solo puede ayudar a controlar el peso, un aspecto que preocupa a muchos exfumadores, sino que también mejora el estado de ánimo y reduce el estrés. Especialmente en las fases de desintoxicación, donde pueden surgir inquietud e irritabilidad, el ejercicio actúa como un equilibrante y mejora el bienestar general. Además, el entrenamiento regular fortalece el sistema cardiovascular y la función pulmonar, áreas que a menudo se ven afectadas por el tabaquismo. [s95] El movimiento también promueve la circulación y el suministro de oxígeno al cuerpo, lo que conduce a un aumento de energía y capacidad de concentración. Un plan de entrenamiento debe ser personalizado y considerar las preferencias personales así como el estado físico actual. Es recomendable comenzar con actividades moderadas y aumentar gradualmente la intensidad y la duración de las sesiones de entrenamiento. Actividades como caminar rápido, nadar o andar en bicicleta son adecuadas para comenzar y se pueden integrar fácilmente en la vida diaria. La regularidad es clave. En lugar de entrenar intensamente un día y luego descansar varios días, las sesiones de ejercicio más cortas pero más frecuentes son más efectivas. Ya con 30 minutos de actividad moderada en la mayoría de los días de la semana se pueden lograr efectos positivos. [s95] La integración del movimiento en la vida diaria puede facilitarse mediante citas fijas en el calendario, la búsqueda de un compañero de entrenamiento o la participación en un curso deportivo. Las rutinas de ejercicio establecidas a largo plazo no solo contribuyen a dejar de fumar con éxito, sino que también promueven de manera sostenible la salud y el bienestar general.

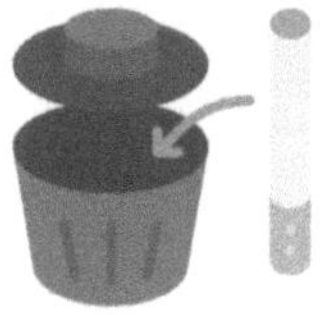

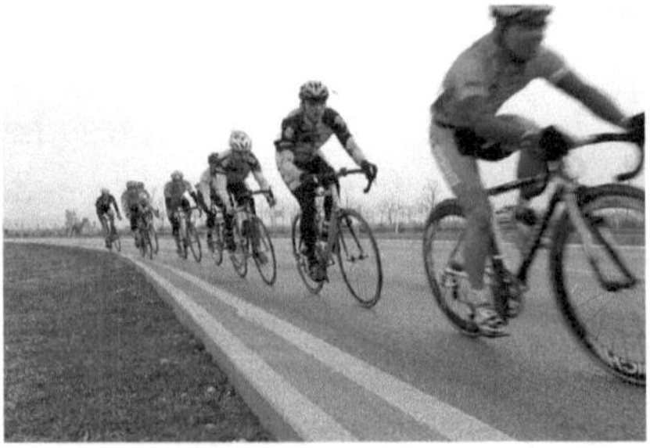

*Ciclismo* [i16]

## Bueno saber

**Sesiones de entrenamiento**

Unidades de ejercicio individuales que forman parte de un plan de entrenamiento. La duración y la intensidad de las sesiones de entrenamiento deben ajustarse gradualmente a lo largo del cambio de estilo de vida para no sobrecargar al cuerpo y apoyar la desintoxicación del tabaco.

**Estado físico**

La condición física de una persona que influye en su capacidad para realizar actividades deportivas. Al ajustar el estilo de vida en el contexto de dejar de fumar, es importante considerar el estado físico actual para evitar el sobreesfuerzo y mantener la motivación.

**Exfumador**

Personas que han fumado en el pasado y ahora intentan vivir sin tabaco. A menudo, es necesario un cambio de estilo de vida para mantenerse libre de humo a largo plazo.

**Rutinas de ejercicio**

Actividades físicas regulares que se integran en la vida diaria. Las rutinas de ejercicio ayudan a reducir el estrés causado por la abstinencia de nicotina y a disminuir el deseo de fumar, apoyando así la desintoxicación del tabaco.

### Opciones populares de ejercicio para el cambio de estilo de vida

Frecuencia de ejercicio durante el abandono del hábito de fumar

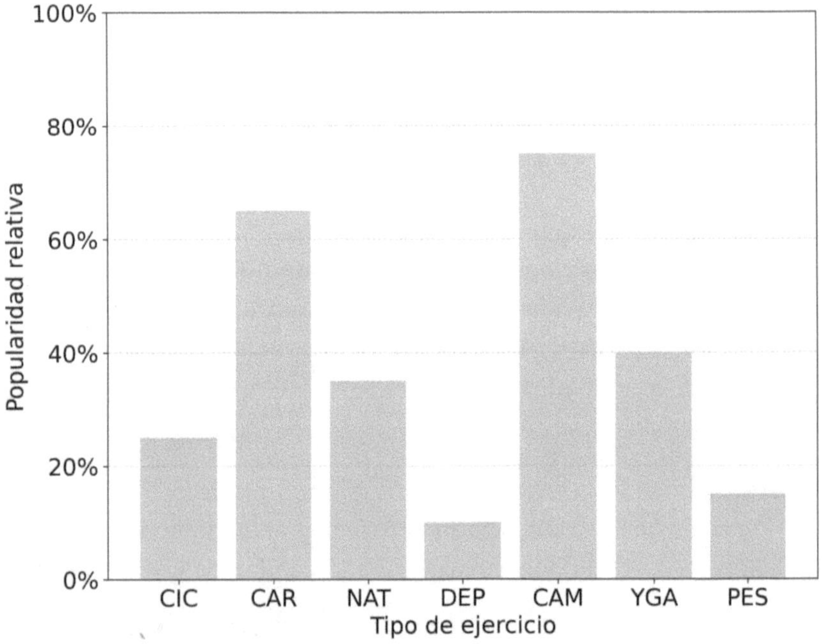


CAM: Caminar

CAR: Correr

CIC: Ciclismo

DEP: Deportes de equipo

NAT: Natación

PES: Pesas

YGA: Yoga

Caminar y trotar son los ejercicios elegidos con mayor frecuencia, probablemente debido a su accesibilidad y facilidad de integración en las rutinas diarias. El yoga y la natación muestran una popularidad moderada, tal vez atrayendo a aquellos que buscan reducir el estrés o actividades de bajo impacto. Los deportes de equipo y el levantamiento de pesas son menos comunes, posiblemente reflejando limitaciones de tiempo o una preferencia por el ejercicio individual durante este período de cambio. Alentar la participación en una variedad de actividades podría apoyar aún más a las personas en su proceso de abandono del hábito.

**Consejos concretos**

- Descubra la variedad de bebidas sin alcohol y cree sus cócteles favoritos sin alcohol.
- Prepare un acogedor rincón de lectura y sumérjase en historias emocionantes, en lugar de recurrir al cigarrillo.
- Aprenda un nuevo oficio como la cerámica o el tejido, para mantener sus manos ocupadas y ser creativo al mismo tiempo.
- Visite regularmente un mercado local y déjese inspirar por productos frescos y regionales para nuevos platos saludables.
- Incorpore breves sesiones de ejercicio en su jornada laboral: póngase de pie al hablar por teléfono o dé un paseo durante la pausa del almuerzo.
- Planifique una excursión a la naturaleza y disfrute del aire fresco y la tranquilidad para contrarrestar el deseo de fumar.
- Descubra el mundo de los tés: experimente con diferentes variedades y encuentre su té favorito para momentos de relajación.
- Dé una nueva vida a las prendas viejas que huelen a humo: recíclelas o regálenlas.
- Cree un nuevo ritual nocturno: disfrute de un baño relajante con aceites esenciales o escuche música tranquila.
- Aprenda un nuevo idioma o tome un curso en línea para fomentar su agilidad mental y establecer nuevas metas.
- Involúcrese como voluntario y ayude a otras personas: esto fortalecerá su autoestima y lo distraerá del deseo de fumar.
- Celebre sus semanas y meses sin fumar con una experiencia especial que ha deseado durante mucho tiempo.
- Déjese inspirar por los logros de otros y comparta con personas que también viven sin fumar.

**Revisión - 3. Libre de humo en la vida diaria**

El camino hacia la libertad del tabaco es un viaje personal que requiere determinación y la estrategia adecuada. El estrés, a menudo una razón aparente para fumar, se puede manejar de manera más efectiva a través de métodos alternativos. En lugar de recurrir al cigarrillo, puede aprender técnicas de relajación como la respiración profunda o ejercicios de atención plena para encontrar calma en momentos de estrés. La actividad física, ya sea un paseo por el parque o una breve sesión de yoga, reduce las hormonas del estrés y libera hormonas de la felicidad. La terapia cognitivo-conductual también ofrece herramientas para identificar y cambiar patrones de pensamiento negativos que conducen al tabaquismo. Aprenderá a identificar sus desencadenantes personales de estrés y a desarrollar soluciones constructivas.

Además de la gestión del estrés, el desarrollo de comportamientos sustitutivos juega un papel crucial. Analice su comportamiento de fumar y descubra en qué situaciones tiende a recurrir al cigarrillo. Estos momentos ofrecen la oportunidad de establecer nuevos hábitos saludables. Un caramelo sin azúcar puede reemplazar el cigarrillo después de comer, mientras que un breve paseo al aire libre puede sustituir la pausa para fumar en la oficina. Aproveche el tiempo ganado para actividades que le brinden placer y mejoren su bienestar, como un nuevo pasatiempo o pasar más tiempo con amigos y familiares. La combinación de diversas estrategias, como la terapia de reemplazo de nicotina y las intervenciones conductuales, aumenta sus posibilidades de éxito.

Es especialmente importante reconocer y manejar tempranamente las situaciones de riesgo que pueden favorecer una recaída. Reflexione sobre sus debilidades personales y desarrolle planes de acción concretos. En entornos donde la presión social para fumar puede ser alta, por ejemplo, es útil hablar con amigos y familiares sobre su decisión de dejar de fumar y pedir su apoyo. Recompénsese por los períodos sin fumar para fortalecer su motivación. Visualice los beneficios de una vida sin tabaco y recuérdese en momentos desafiantes sus razones para dejar de fumar.

Un entorno social de apoyo, especialmente la familia, es un valioso compañero en su camino hacia la libertad del tabaco. La comunicación abierta sobre sus necesidades y desafíos facilita que sus seres queridos le brinden apoyo. Pídales, por ejemplo, que no guarden cigarrillos en el hogar compartido y que establezcan zonas libres de humo junto a usted. El intercambio con otros fumadores y exfumadores en grupos de autoayuda puede brindarle fuerza y motivación adicionales. No dude en buscar ayuda profesional. La asesoría nutricional y la terapia de movimiento pueden ayudarle a cambiar su estilo de vida de manera positiva y fortalecer su salud de forma sostenible. El camino hacia la libertad del tabaco puede presentar desafíos, pero con la estrategia y el apoyo adecuados, alcanzará su objetivo y ganará una vida más saludable y plena.

# 4. Aspectos específicos de género

¿Por qué a algunas personas les resulta más fácil que a otras dejar de fumar? La respuesta a menudo radica más allá de la pura fuerza de voluntad: está muy relacionada con el sexo biológico y social. Las mujeres y los hombres no solo difieren en sus hábitos de fumar, sino también en sus motivaciones y posibilidades de éxito al dejarlo. Mientras que la dependencia de la nicotina tiene fundamentos bioquímicos similares para todas las personas, los factores específicos de género juegan un papel crucial en la elección de la estrategia de abandono óptima. Este capítulo ilumina las diferencias esenciales y muestra cómo influyen en el camino hacia una vida sin humo.

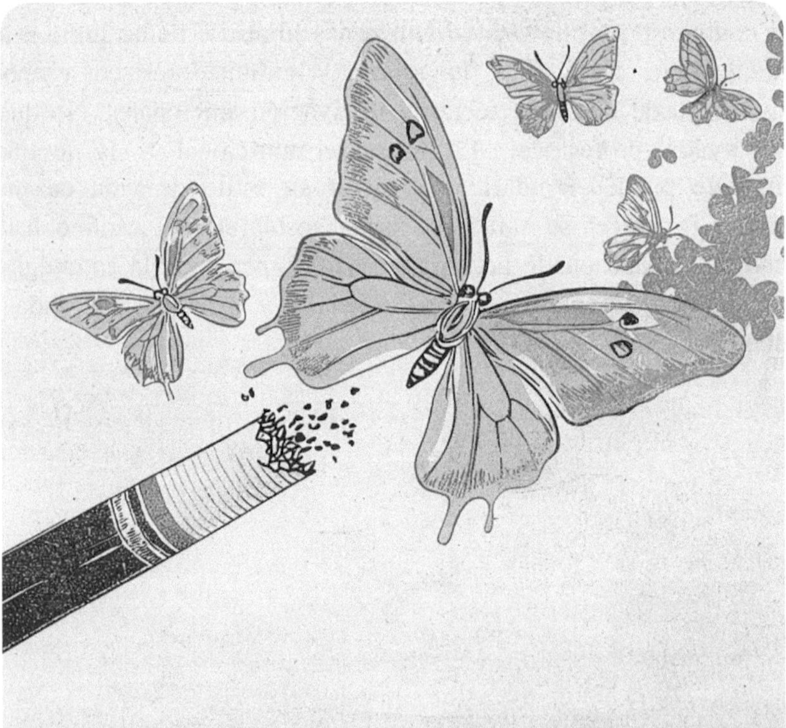

## 4. 1 Particularidades en las mujeres

La deshabituación del tabaquismo se presenta de manera diferente para las mujeres debido a influencias hormonales y factores psicosociales en comparación con los hombres. Las fluctuaciones hormonales, especialmente en relación con el estrógeno y la progesterona, afectan el deseo de nicotina y pueden alterar la efectividad de las estrategias de deshabituación. Además, el miedo al aumento de peso y la necesidad de apoyo emocional juegan un papel importante. Estas particularidades requieren estrategias adaptadas para una deshabituación tabáquica exitosa. La consideración de los factores hormonales y psicológicos permite superar obstáculos individuales y mejorar significativamente las perspectivas de éxito. Siga leyendo para comprender los desafíos y oportunidades específicos de la deshabituación del tabaquismo para las mujeres y encontrar su camino hacia una vida sin humo.

*El ciclo femenino influye en la cesación del tabaquismo; la fase lútea tardía (alto nivel de progesterona) puede facilitar el proceso de deshabituación.*

## Influjos hormonales

Las fluctuaciones hormonales influyen significativamente en la cesación del tabaquismo en las mujeres. El cuerpo femenino procesa la nicotina más rápido que el masculino, especialmente con la ingesta simultánea de anticonceptivos hormonales [s96] [s97] [s98]. Este metabolismo más rápido puede reducir la efectividad de los sustitutos de nicotina y aumentar el deseo de cigarrillos [s97]. Los niveles de estrógeno parecen estar directamente relacionados con el deseo y la recompensa por la nicotina [s97]. Por lo tanto, en fases de niveles elevados de estrógeno, como durante ciertas fases menstruales, el deseo de nicotina puede ser especialmente fuerte [s99]. El progesterona, en cambio, parece tener un efecto atenuante sobre el deseo de fumar [s99]. Quienes planean dejar de fumar deberían considerar estas fluctuaciones hormonales. Dejar de fumar en la fase lútea tardía, cuando los niveles de progesterona son altos, podría facilitar la cesación [s99]. Además, el miedo al aumento de peso, los cambios de humor y la necesidad aumentada de apoyo emocional dificultan la cesación para las mujeres [s97]. Además de los factores fisiológicos, los factores sociales también pueden jugar un papel. Las mujeres experimentan con más frecuencia discriminación, lo que puede afectar negativamente su estado de ánimo y sus capacidades cognitivas durante la cesación [s100]. Estos factores pueden complicar aún más la cesación y deben ser considerados en la planificación y ejecución.

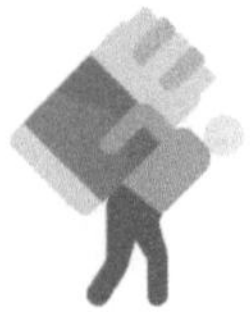

## Bueno saber

**Anticonceptivos hormonales**

Los anticonceptivos hormonales, como la píldora, pueden acelerar la descomposición de la nicotina en el cuerpo, lo que influye en el deseo de fumar y la dificultad de dejarlo.

**Fase lútea**

La fase lútea es la segunda mitad del ciclo menstrual, en la que los niveles de progesterona están elevados, lo que puede facilitar la cesación del tabaquismo.

**Progesterona**

La progesterona, otra hormona sexual femenina, puede reducir el deseo de fumar en contraste con el estrógeno, influyendo positivamente en la cesación del tabaquismo.

**Sustitutos de nicotina**

La terapia de sustitución de nicotina utiliza productos como parches o chicles de nicotina para desensibilizar lentamente al cuerpo de la nicotina. La efectividad puede verse afectada por la descomposición más rápida de la nicotina en las mujeres, especialmente en combinación con anticonceptivos hormonales.

## Influencia hormonal en los antojos

Correlación entre los niveles de estrógeno y los antojos de cigarrillos a lo largo de un ciclo menstrual.

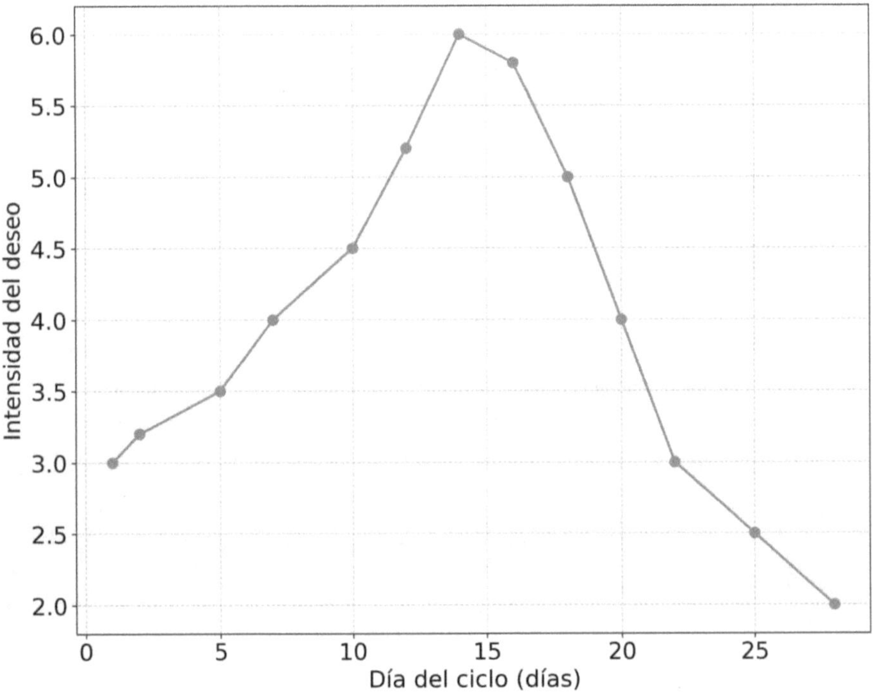


Este gráfico sugiere un patrón cíclico en la intensidad del deseo, que potencialmente se correlaciona con los niveles fluctuantes de estrógeno. Los picos indican períodos de mayor vulnerabilidad a las recaídas, lo que destaca la importancia del apoyo específico durante estos momentos. Los datos también sugieren que los antojos son generalmente menores durante la fase lútea (mayor progesterona).

## Control de peso

El miedo a aumentar de peso es un gran obstáculo para muchas mujeres al dejar de fumar. De hecho, hasta el 75% de las mujeres fumadoras informan que no quieren aumentar más de 2,3 kg [s101]. Este temor no solo puede impedir el inicio de un proceso de deshabituación, sino que también puede llevar a recaídas [s101]. Los estudios muestran que las mujeres con preocupaciones sobre el peso experimentan síntomas de abstinencia más intensos durante la fase de deshabituación y recaen con mayor frecuencia [s101]. Por lo tanto, es importante integrar estrategias de control de peso en el proceso de dejar de fumar [s102]. La actividad física, como el yoga, puede ayudar a evitar el aumento de peso y mejorar la salud mental, lo que aumenta las probabilidades de éxito en la deshabituación del tabaco [s103]. Además, las verhaltensinterventionen que se centran en una alimentación saludable y más movimiento pueden reducir el aumento de peso sin comprometer la abstinencia [s104]. Un plan de alimentación estructurado con comidas regulares y suficiente actividad física puede minimizar el riesgo de aumento de peso. Especialmente las mujeres con un trastorno por atracón y sobrepeso son vulnerables a aumentar de peso después de dejar de fumar [s105].

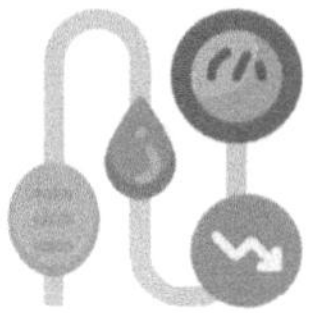

Para estas mujeres, es recomendable una terapia específica para el trastorno alimentario, con el fin de aprender mecanismos alternativos de afrontamiento para el estrés y establecer hábitos alimenticios regulares [s105]. Las situaciones de estrés, como la pérdida de un ser querido, pueden intensificar tanto el comportamiento alimentario como el deseo de fumar [s105]. Por lo tanto, la combinación de dejar de fumar y el tratamiento de trastornos alimentarios puede apoyar el control del peso y reducir la probabilidad de recaídas [s105]. Las intervenciones que reducen las emociones negativas relacionadas con el peso y la imagen corporal pueden mejorar aún más las posibilidades de éxito [s101].

**Trastorno por atracón**

Trastorno alimentario caracterizado por episodios recurrentes de atracones, en los que se consumen grandes cantidades de alimentos en un corto período de tiempo. Estos episodios a menudo van acompañados de una sensación de pérdida de control y pueden provocar sentimientos de vergüenza y culpa. El trastorno por atracón puede dificultar la deshabituación del tabaco, ya que la comida puede servir como una satisfacción sustituta de la cigarrillo.

## Cambio de peso durante el abandono del hábito de fumar en mujeres

Desarrollo del IMC en mujeres durante el abandono del hábito de fumar, categorizado por mecanismos de afrontamiento.

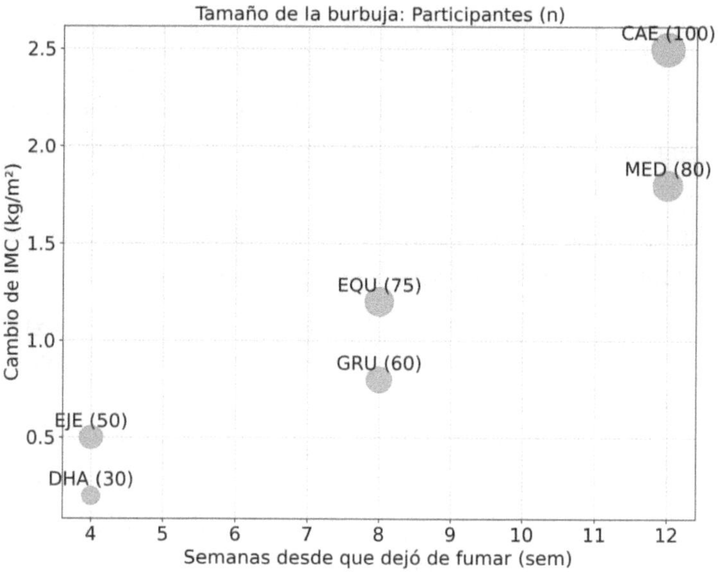


Blasengröße: Participantes (n)

CAE: Comer por estrés

DHA: Dieta y hábitos saludables

EJE: Enfoque en el ejercicio

EQU: Enfoque equilibrado

GRU: Grupos de apoyo

MED: Asistido por medicamentos

El gráfico indica una tendencia hacia un aumento del IMC durante el abandono del hábito de fumar. Las mujeres que emplean la alimentación por estrés como mecanismo de afrontamiento muestran el mayor aumento del IMC, mientras que aquellas que se centran en el ejercicio y las dietas saludables experimentan cambios menores. Esto destaca la importancia de incorporar opciones de estilo de vida saludables durante el proceso de abandono para mitigar el posible aumento de peso.

**Consejos concretos**

- Utiliza las fluctuaciones hormonales cíclicas a tu favor: Planifica tu cese de fumar en la segunda mitad del ciclo, cuando el progesterona te ayuda a reducir el deseo.
- Date un capricho en las fases de mayor deseo de fumar con un baño relajante de aceite de lavanda: esto calma y reduce el estrés.
- Lleva un diario del ciclo para reconocer tus momentos altos y bajos del deseo de fumar y contrarrestarlos de manera específica.
- Desarrolla estrategias individuales para cada fase del ciclo: ejercicio durante el síndrome premenstrual, relajación durante la menstruación.
- Habla abiertamente con mujeres en tu entorno sobre los desafíos hormonales al dejar de fumar y comparte experiencias.
- Refuerza tu autocuidado en la primera mitad del ciclo: asegúrate de dormir lo suficiente, comer saludablemente y realizar actividades placenteras.
- Aprovecha el poder de los rituales femeninos: crea un té sin tabaco a base de melisa y milenrama que te apoye durante la menopausia.
- Busca una mentora para dejar de fumar que entienda las particularidades hormonales de las mujeres y te acompañe de manera individual.
- Celebra tus días sin fumar con un ritual que fortalezca tu feminidad: un vestido nuevo, una visita al salón de belleza.
- Confía en el poder de la comunidad: forma un círculo de apoyo para dejar de fumar con otras mujeres y ayúdense mutuamente.
- Desarrolla un mantra individual que enfatice tu fuerza femenina y te brinde poder en momentos de deseo.

## 4. 2 Particularidades en los hombres

Los hombres a menudo asocian fumar con fuerza y control. Por lo tanto, dejar de fumar puede ser malinterpretado como una pérdida de estas características y aumentar la presión de rendimiento. Al mismo tiempo, las expectativas sociales y los estereotipos de género moldean el comportamiento de fumar y dificultan el proceso de dejarlo. El cuerpo reacciona a la abstinencia de nicotina con diversos cambios, algunos de los cuales son desafiantes. Este capítulo examina los aspectos específicos de género en el proceso de dejar de fumar en hombres y allana el camino hacia una vida libre de tabaco y autodeterminada.

*Los hombres a menudo ven dejar de fumar como un desafío a su masculinidad, ya que fumar se asocia erróneamente con la fuerza y el control. Por lo tanto, el proceso de dejar de fumar puede estar relacionado con la presión y la sensación de pérdida de control. Es importante cuestionar esta imagen de rol y enfatizar los efectos positivos de dejar de fumar en la salud y la autoestima.*

## Manejar la presión de rendimiento

Muchos hombres asocian fumar con éxito, fuerza y control. Por lo tanto, dejar de fumar puede interpretarse como un signo de debilidad y pérdida de control, lo que intensifica la presión de rendimiento. [s106] Esta presión puede manifestarse en diversas áreas de la vida: en el trabajo, en la familia o en el círculo de amigos. Para romper este círculo vicioso, es importante cuestionar la relación entre fumar y el rendimiento. La nicotina no mejora el rendimiento, sino que lo perjudica a largo plazo. En su lugar, concéntrese en los beneficios reales de dejar de fumar: más energía, mejor condición física y un autoestima incrementada gracias a la superación exitosa de la adicción. Estos efectos positivos fortalecen la confianza en uno mismo y reducen la presión de definirse a través de los cigarrillos. Una estrategia para reducir la presión es establecer metas realistas. En lugar de buscar una ruptura radical, las reducciones graduales del consumo de tabaco pueden ayudar a experimentar éxitos y aumentar la motivación. Un hombre que fuma 20 cigarrillos al día podría proponerse, por ejemplo, fumar solo 15 en la primera semana, 10 en la segunda semana y así sucesivamente. Este método permite controlar el proceso y acumular experiencias positivas, lo que a su vez disminuye la presión de rendimiento. [s106] Además, puede ser útil

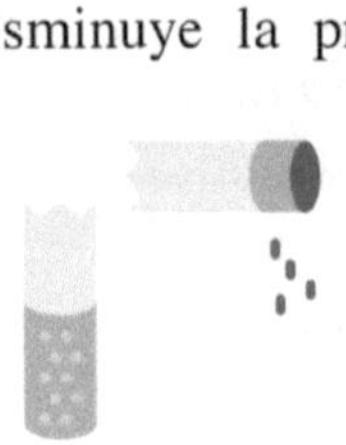

considerar dejar de fumar como una competencia deportiva consigo mismo. Documente su progreso, recompénsese por los hitos alcanzados y analice los reveses para aprender de ellos. Así, transformará la presión en un desafío positivo y fortalecerá su autoeficacia. El apoyo de amigos, familiares o selbsthilfegruppen también puede amortiguar la presión y ofrecer nuevas estrategias para afrontarla. La comunicación abierta sobre las propias dificultades y éxitos alivia y fortalece el sentido de comunidad. Es importante encontrar la estrategia adecuada para uno mismo y no desanimarse por los reveses. Cada paso hacia la libertad de fumar es un éxito y contribuye a superar la presión de rendimiento a largo plazo y llevar una vida más saludable y autodeterminada.

**Bueno saber**

**Autoestima**

La autoestima describe la propia evaluación de la personalidad y el propio valor. Una baja autoestima puede dificultar a los hombres dejar de fumar, ya que fumar se utiliza erróneamente como un medio de autoafirmación y manejo del estrés. Superar con éxito la adicción al tabaco puede fortalecer la autoestima de manera duradera.

**Nicotina**

La nicotina es una sustancia adictiva en el tabaco que activa el sistema de recompensa en el cerebro y conduce a la dependencia. En los hombres, la falta de dopamina causada por la abstinencia de nicotina puede provocar síntomas de abstinencia como irritabilidad, dificultades de concentración y aumento del apetito.

## Afrontar la presión durante el abandono del hábito de fumar: estrategias de los hombres

Comparación de los mecanismos de afrontamiento empleados por los hombres para dejar de fumar.

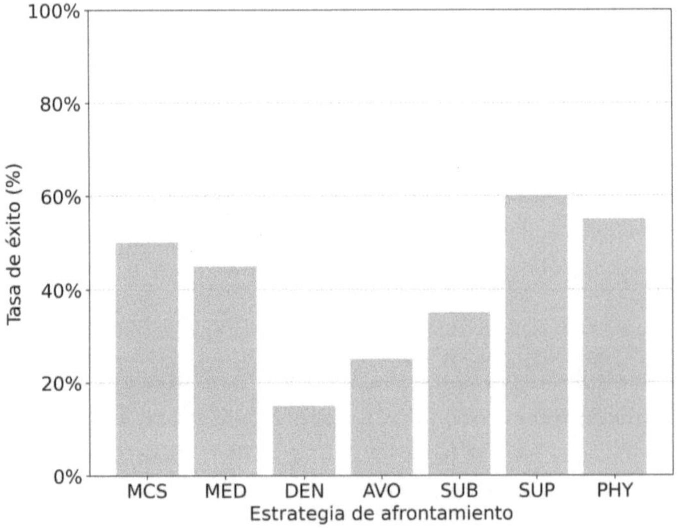


AVO: Evitación (p. ej., evitar desencadenantes)

DEN: Negación/Minimización

MCS: Habilidades de atención plena/afrontamiento

MED: Medicamentos (p. ej., TRN)

PHY: Actividad física

SUB: Sustitución (p. ej., vapeo)

SUP: Grupos de apoyo

Este gráfico destaca la eficacia variable de las diferentes estrategias de afrontamiento que emplean los hombres al dejar de fumar. La evitación y la negación parecen menos exitosas en comparación con las estrategias más proactivas. Buscar apoyo y realizar actividad física se correlaciona con tasas de éxito más altas, lo que sugiere que abordar activamente el desafío en lugar de reprimirlo conduce a mejores resultados. Esto enfatiza la importancia de recomendar y proporcionar recursos para estos mecanismos de afrontamiento más efectivos en los programas para dejar de fumar.

## Expectativas sociales

Las expectativas sociales influyen fuertemente en el comportamiento de fumar de los hombres y pueden dificultar la cesación del tabaco. Las normas sociales y los estereotipos de género a menudo moldean la percepción de la masculinidad, donde fumar a veces se asocia con atributos como la fuerza, la independencia o la "coolness" [s107]. Estas asociaciones pueden llevar a los hombres a otorgar un valor social al consumo de tabaco y utilizarlo como un medio para integrarse en ciertos grupos o para afirmar su identidad. De este modo, dejar de fumar puede percibirse como una ruptura con estas normas y como una pérdida de pertenencia social. Un hombre que es el único no fumador en su grupo de amigos, por ejemplo, podría sentirse excluido o menos masculino. La industria del tabaco refuerza estas ideas a través de estrategias de marketing dirigidas a hombres en su supuesta función como fumadores. Para superar esta presión social, es útil tomar conciencia de los propios motivos para el consumo de tabaco y cuestionar la conexión entre fumar y la aceptación social. La comprensión de que la propia identidad no depende del consumo de tabaco y la búsqueda de estrategias alternativas para la interacción social, como participar en actividades deportivas o cultivar otros pasatiempos, pueden apoyar el proceso de cesación. Además, el intercambio con otros hombres que

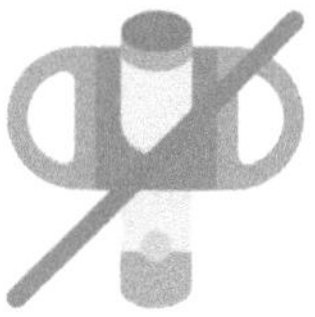

han dejado de fumar con éxito puede demostrar que la libertad de fumar y la masculinidad no son mutuamente excluyentes. El desarrollo de una nueva autoimagen que priorice la salud y el bienestar fortalece la motivación y la confianza en situaciones sociales donde fumar está presente. Las diferencias en el consumo de tabaco entre hombres y mujeres son culturalmente determinadas y varían en todo el mundo [s107]. En algunas culturas, fumar entre hombres es significativamente más común que entre mujeres, lo que aumenta la presión social sobre los fumadores masculinos. Comprender estas diferencias culturales y abordar las expectativas asociadas puede ayudar a desarrollar estrategias individuales para manejar la presión social y llevar a cabo con éxito la cesación del tabaco.

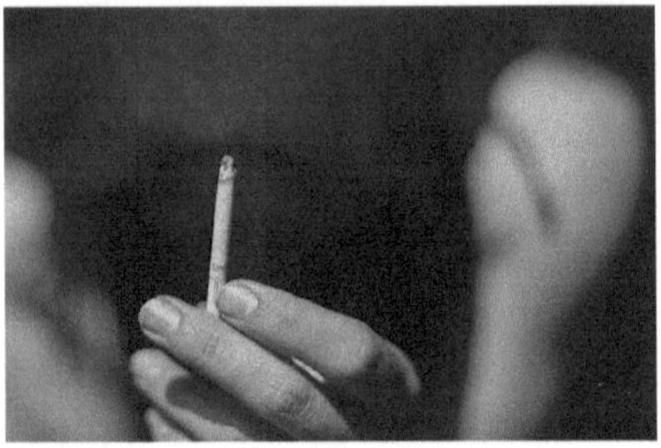

*Autoimagen* [i17]

## Bueno saber

### Autoimagen

La autoimagen de un hombre puede estar estrechamente vinculada a su comportamiento de fumar. Fumar a veces se ve como una expresión de masculinidad, rebeldía o individualidad. Por lo tanto, dejar de fumar a menudo requiere una redefinición de la autoimagen, donde la salud y el bienestar se convierten en prioridades. Desarrollar una percepción corporal positiva y nuevos hábitos puede apoyar este proceso.

### Estrategias de marketing

La industria del tabaco utiliza estrategias de marketing específicas dirigidas a hombres para promover el consumo de tabaco. Estas estrategias apelan a las nociones tradicionales de masculinidad y asocian fumar con características como la fuerza, la independencia y el éxito. Tales campañas pueden dificultar aún más la cesación del tabaco en hombres, ya que abordan normas sociales y estereotipos profundamente arraigados.

### Estereotipos de género

Los estereotipos de género tradicionales pueden influir en el consumo de tabaco entre hombres. La expectativa de que los hombres sean fuertes, independientes y sin emociones puede llevar a que utilicen fumar como un mecanismo de afrontamiento para el estrés y las emociones. En el contexto de la cesación del tabaco, es importante cuestionar estos estereotipos y desarrollar estrategias alternativas que promuevan la salud para manejar el estrés.

**Influencias sociales en la cesación del tabaquismo en los hombres**

Desglose de los factores sociales que afectan a los hombres que dejan de fumar.

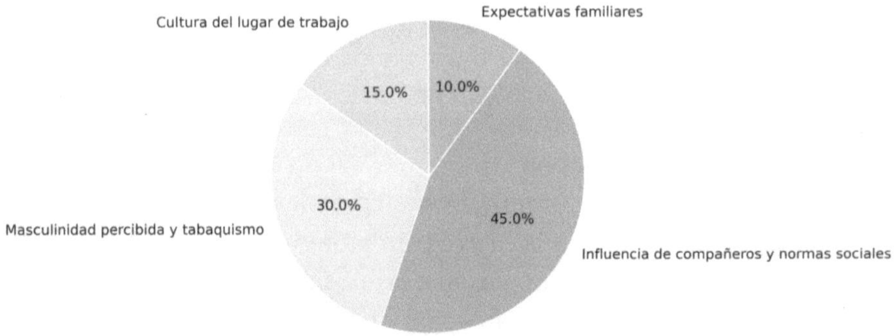


FAM: Expectativas familiares

MAS: Masculinidad percibida y tabaquismo

PAR: Influencia de compañeros y normas sociales

TRA: Cultura del lugar de trabajo

Este gráfico destaca la importante influencia de los factores sociales en los viajes de cesación del tabaquismo de los hombres. La presión de grupo y las normas sociales parecen jugar un papel importante, lo que sugiere que las intervenciones dirigidas a estas áreas podrían ser beneficiosas. Si bien la cultura del lugar de trabajo también contribuye, su impacto parece menos pronunciado en comparación con los círculos sociales más amplios y la masculinidad percibida. Abordar la presión internalizada que los hombres pueden sentir para ajustarse a ciertos ideales masculinos, particularmente en torno al tabaquismo, es crucial para el éxito de los programas de cesación.

## Cambios físicos

Con el cese del tabaquismo, se producen diversas transformaciones físicas que pueden incluir tanto aspectos positivos como temporalmente incómodos. A tan solo 20 minutos después de la última cigarrillo, disminuyen el pulso y la presión arterial. Dentro de las siguientes 12 horas, el nivel de monóxido de carbono en la sangre se normaliza, mejorando así el suministro de oxígeno al cuerpo. Esto tiene un efecto positivo, entre otros, en el rendimiento físico. Un hombre que practica deporte regularmente puede notar una mayor resistencia y una recuperación más rápida tras dejar de fumar. En los siguientes dos a nueve meses, la función pulmonar y la circulación mejoran, y la tos y la falta de aliento disminuyen. El cuerpo se regenera progresivamente, los flimmerhaerchen en las vías respiratorias se recuperan y pueden transportar de manera efectiva el moco y las toxinas de los pulmones. Un efecto positivo que conduce a una salud respiratoria notablemente mejorada. A lo largo del primer año después de dejar el tabaco, el riesgo de enfermedades coronarias y de infarto se reduce a la mitad en comparación con un fumador. Después de cinco a 15 años, el riesgo de accidente cerebrovascular se iguala al de un no fumador. Después de diez años, el riesgo de cáncer de pulmón se reduce en aproximadamente un 50 por ciento, y también disminuye considerablemente el riesgo de cáncer en la cavidad bucal, faringe, esófago, vejiga, riñón y páncreas. Después de 15 años sin cigarrillos, el riesgo de enfermedades coronarias es equivalente al de una persona que nunca ha fumado.

Además de estos beneficios para la salud a largo plazo, en las primeras semanas después de dejar de fumar pueden aparecer algunos efectos físicos secundarios. Estos incluyen, entre otros:

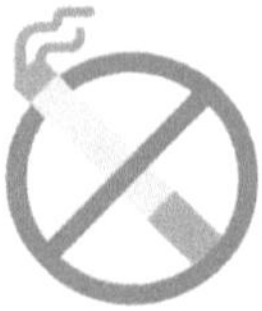

- Aumento del apetito y antojos
- Aumento de peso
- Estreñimiento
- Trastornos del sueño
- Dificultades de concentración
- Mayor irritabilidad

Estos síntomas son generalmente temporales y suelen desaparecer en pocas semanas. Son una señal de que el cuerpo se está liberando de los efectos de la nicotina y restaurando sus funciones normales. Para controlar el aumento del apetito y un posible aumento de peso, se recomienda una dieta equilibrada rica en frutas y verduras. El ejercicio regular no solo distrae del deseo de fumar, sino que también apoya el control del peso y promueve el bienestar general. Dormir lo suficiente y practicar técnicas de relajación como el yoga o la meditación pueden ayudar con los trastornos del sueño y la irritabilidad. Si los síntomas de abstinencia son severos o persisten durante un período prolongado, se recomienda buscar consejo médico. Existen diversas maneras de aliviar estos síntomas y manejar con éxito el cese del tabaquismo. Los cambios físicos positivos que acompañan al cese del tabaquismo superan con creces las molestias temporales y contribuyen significativamente a una vida más saludable y prolongada.

## Bueno saber

**Enfermedad coronaria**

Las enfermedades coronarias se producen por el estrechamiento de las arterias coronarias que suministran sangre al músculo cardíaco. Fumar es un importante factor de riesgo para esta enfermedad. Dejar de fumar puede reducir significativamente el riesgo de enfermedades coronarias e infartos.

**Monóxido de carbono**

El monóxido de carbono es un gas incoloro e inodoro que se produce al fumar y reduce la absorción de oxígeno en la sangre. Después de dejar de fumar, el nivel de monóxido de carbono se normaliza rápidamente, lo que conduce a una mejor oxigenación de los músculos y órganos y aumenta el rendimiento físico.

**Nicotine**

La nicotina es la sustancia adictiva en el tabaco. Actúa sobre el sistema de recompensa en el cerebro y conduce a una dependencia física. Después de dejar de fumar, aparecen síntomas de abstinencia mientras el cuerpo se libera de la nicotina.

## Efectos de dejar de fumar (hombres)

Cambios físicos positivos después de dejar de fumar

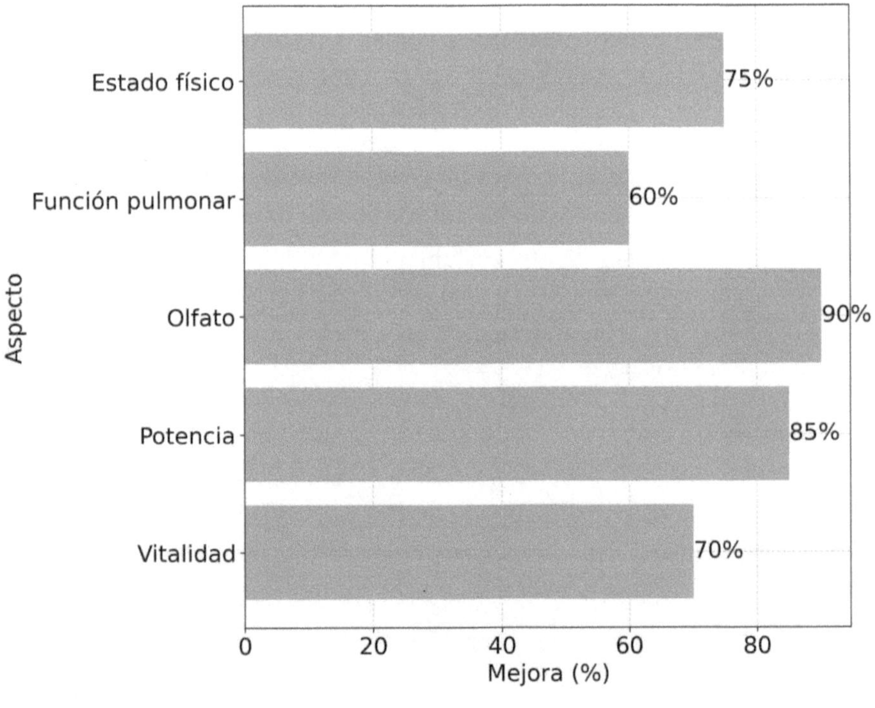


CON: Estado físico

POT: Potencia

VIT: Vitalidad

OLF: Olfato

PUL: Función pulmonar

El diagrama de barras visualiza la mejora de varios aspectos físicos después de dejar de fumar en los hombres. Una mayor función pulmonar y estado físico permiten una mayor capacidad deportiva. La mejora de la circulación sanguínea y el suministro de oxígeno conducen a una mayor potencia y vitalidad general.

**Consejos concretos**

- Ancla tu libertad de fumar en tu autoconcepto masculino: considera dejar de fumar como una expresión de fuerza y autocontrol.
- Busca la competencia y el desafío: mide tus progresos en dejar de fumar como si fueran logros deportivos y compártelos con otros hombres.
- Destaca los efectos positivos de dejar de fumar en tu rendimiento físico y potencia: más energía, mejor resistencia, eso es fuerza masculina.
- Utiliza el dinero ahorrado de los cigarrillos para actividades típicamente masculinas: una nueva herramienta, una excursión de pesca, un whisky de calidad.
- Encuentra modelos masculinos que vivan exitosamente sin fumar y déjate inspirar por sus experiencias.
- Desarrolla rituales para manejar el deseo que se alineen con tu masculinidad: una ronda de leñador, un entrenamiento de boxeo.
- Habla con otros hombres sobre tus desafíos al dejar de fumar y construye una red de apoyo.
- Demuestra con tu libertad de fumar que la masculinidad y la salud pueden ir de la mano.
- Considera dejar de fumar como una inversión en tu futuro y el de tu familia: un padre saludable, un compañero fuerte.
- Concéntrate en los beneficios para tu apariencia: mejor piel, dientes más blancos, aliento fresco.
- Haz que dejar de fumar sea parte de tu historia de éxito personal: tú tienes el control sobre tu adicción, no al revés.
- Celebra tu libertad de fumar con una noche de hombres: asado, deportes, buenas conversaciones.

## 4. 3 Desafíos comunes

La pareja, la profesión y el entorno social influyen de manera decisiva en la cesación del tabaquismo. Diferentes dinámicas y desafíos pueden disminuir la motivación y favorecer las recaídas. Desde preocupaciones financieras hasta la presión del grupo, este capítulo ilumina los complejos obstáculos en el camino hacia la libertad del tabaco. Descubra cómo superarlos y aumentar sus posibilidades de éxito de manera sostenible.

> *Un cese conjunto del tabaquismo requiere estrategias individuales y apoyo mutuo para garantizar el éxito a largo plazo.*

## Dinámicas de pareja

El cese conjunto del tabaquismo en una pareja requiere una estrategia coordinada, ya que la dinámica entre los compañeros influye significativamente en el éxito. Si la pareja también fuma, aumenta la probabilidad de que el otro compañero fume [s108]. Esta situación requiere una comunicación abierta y la disposición de ambos a cambiar sus hábitos. Un cese conjunto del tabaquismo puede aumentar las posibilidades de éxito, ya que los compañeros pueden motivarse y apoyarse mutuamente. Al mismo tiempo, es importante considerar las necesidades y estrategias individuales. Así, un compañero podría preferir productos de reemplazo de nicotina, mientras que el otro opta por técnicas de relajación. Además del estado de fumador de la pareja, también juegan un papel los factores socioeconómicos, como un ingreso bajo. Un ingreso bajo puede dificultar el cese del tabaquismo [s108]. Aquí, las preocupaciones financieras y el estrés asociado a las dificultades económicas pueden disminuir la motivación para dejar de fumar y favorecer las recaídas. En tales situaciones, es útil informarse sobre las opciones de apoyo financiero, como subsidios estatales para programas de cesación del tabaquismo. Además, las estrategias de manejo del estrés, como ejercicios de atención plena o actividades deportivas, pueden ser de apoyo y ayudar a lidiar con el deseo de fumar. El círculo de amigos también influye en el cese del tabaquismo. Ofrecer cigarrillos en el círculo de amigos puede obstaculizar la cesación, ya que se interpreta como un gesto de amistad [s109]. En este caso, es recomendable informar al entorno sobre el cese del tabaquismo y pedir apoyo. Los amigos pueden contribuir al no fumar en presencia del exfumador o apoyarlo activamente en actividades sin humo. De manera similar, las normas y tradiciones culturales que fomentan el tabaquismo tienen un efecto. Las festividades religiosas donde fumar es habitual pueden llevar a recaídas [s109]. Aquí es importante ser consciente de las propias situaciones de riesgo y desarrollar comportamientos alternativos para resistir las tentaciones. Las suposiciones erróneas sobre las consecuencias para la salud del cese del tabaquismo también pueden disminuir la motivación. El temor de que dejar de fumar pueda ser perjudicial para la salud es infundado y científicamente refutado [s109]. En cambio, dejar de fumar mejora significativamente la salud. Además, las experiencias negativas con ofertas de ayuda pueden impedir la búsqueda de apoyo profesional. Sin embargo, las barreras lingüísticas o la falta de accesibilidad no deberían ser un obstáculo para buscar ayuda [s109]. Existen diversas ofertas adaptadas a diferentes necesidades. Una búsqueda en Internet o una conversación con el médico de cabecera pueden ayudar a encontrar la oferta adecuada.

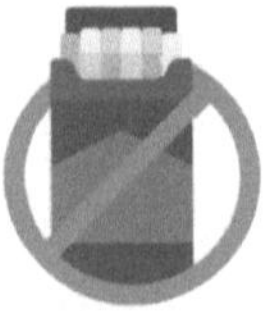

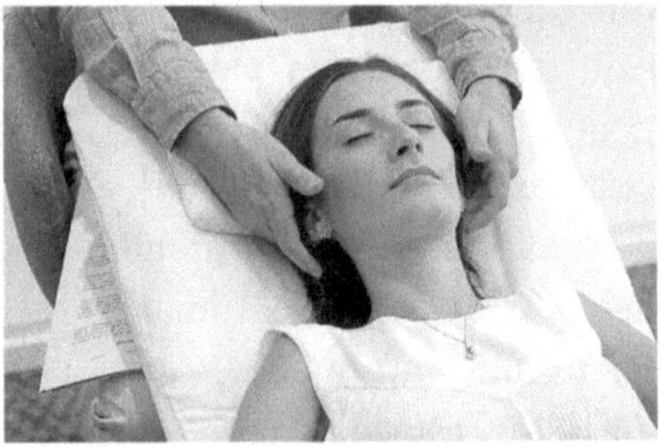

*Técnicas de relajación* [i18]

## Bueno saber

**técnicas de relajación**

Las técnicas de relajación, como el yoga, la meditación o la relajación muscular progresiva, pueden ayudar a manejar el estrés y el deseo de fumar que pueden surgir durante la cesación del tabaquismo.

**factores socioeconómicos**

Los factores socioeconómicos, como ingresos, educación y entorno social, pueden influir en la probabilidad de fumar y en el éxito de la cesación del tabaquismo. Por ejemplo, las preocupaciones financieras o la falta de apoyo pueden intensificar los desafíos de dejar de fumar.

**productos de reemplazo de nicotina**

Los productos de reemplazo de nicotina, como parches de nicotina, chicles o pastillas, pueden ayudar a aliviar los síntomas de abstinencia física durante un cese del tabaquismo, al proporcionar al cuerpo nicotina en dosis controladas, sin las sustancias nocivas del humo del tabaco.

**Conflictos en las relaciones durante los intentos para dejar de fumar**

Áreas comunes de conflicto en las parejas durante los intentos para dejar de fumar.

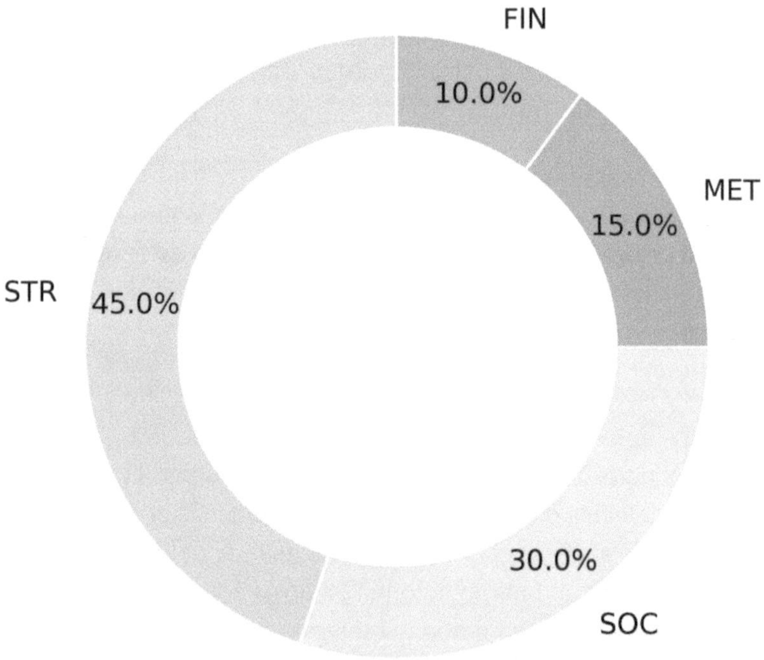


FIN: Preocupaciones financieras
MET: Método para dejar de fumar
SOC: Cambios en la rutina social
STR: Estrés/Irritabilidad

El estrés y la irritabilidad relacionados con los síntomas de abstinencia parecen ser la fuente más importante de conflicto, lo que sugiere la necesidad de que las parejas comprendan y gestionen estos desafíos. Las dificultades para cambiar las rutinas sociales y navegar por nuevas actividades compartidas también contribuyen significativamente, lo que destaca la importancia de establecer proactivamente nuevos hábitos saludables. Si bien las preocupaciones financieras y los desacuerdos sobre los métodos para dejar de fumar juegan un papel menor, aún merecen atención para garantizar un entorno de apoyo para dejar de fumar.

## Integración profesional

El reintegro laboral o la permanencia en el puesto de trabajo durante y después de una deshabituación tabáquica puede verse influenciado por diversos factores. Una dependencia de nicotina puede afectar el rendimiento laboral, por ejemplo, a través de dificultades de concentración o pausas más frecuentes para fumar. El síndrome de abstinencia puede traer consigo cargas adicionales, como irritabilidad o trastornos del sueño, que pueden afectar la capacidad laboral [s110]. Para enfrentar estas dificultades, es sensato planificar y prepararse con antelación para dejar de fumar en el lugar de trabajo. Esto puede incluir informar a colegas y supervisores sobre la deshabituación planificada, así como crear un entorno de apoyo. Concretamente, esto puede significar que el lugar de trabajo se mantenga libre de humo durante las primeras semanas o que se pida a los colegas que no fumen en las cercanías. También el uso de los tiempos de descanso para ejercicios de relajación o breves paseos puede ayudar a lidiar con el deseo de nicotina y fomentar la concentración. Particularmente para las personas con trastornos adictivos que están interesadas en dejar de fumar, es importante la integración de servicios de deshabituación en programas de tratamiento existentes [s110]. Sin embargo, el tratamiento simultáneo de múltiples adicciones puede ser complejo y requiere un enfoque coordinado. Es crucial que los equipos de tratamiento cuenten con la experiencia necesaria en el tratamiento de la dependencia de nicotina y consideren las necesidades específicas de los afectados. Así, el manejo simultáneo de la dependencia de alcohol y nicotina puede representar una carga especial para el individuo, lo que puede aumentar el riesgo de recaída. Una terapia individualizada que aborde tanto la problemática de la adicción como la situación laboral puede apoyar significativamente el éxito de la deshabituación y facilitar el reintegro laboral o la seguridad del puesto de trabajo existente. Tal terapia puede, por ejemplo, transmitir

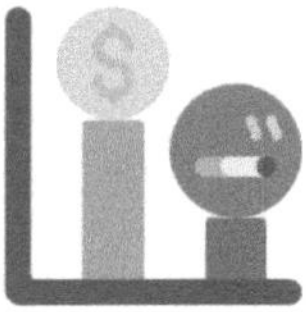

estrategias para el manejo del estrés en el trabajo, la evitación de situaciones de riesgo y el manejo del deseo de sustancias adictivas. La colaboración con el empleador también puede ser útil en el marco de la integración profesional para crear un entorno laboral de apoyo y abordar posibles dificultades de manera temprana.

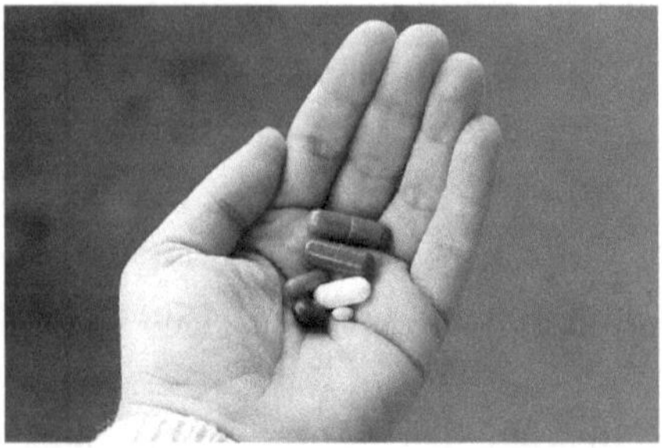

*Adicciones* [i19]

## Bueno saber

**Dependencia de nicotina**

Una dependencia física y psicológica de la nicotina que dificulta dejar de fumar o consumir tabaco.

**Recaída**

El retorno al consumo de tabaco después de un período de abstinencia. Las recaídas son comunes en el proceso de deshabituación tabáquica y deben considerarse como una oportunidad para aprender y ajustar las estrategias.

**Síndrome de abstinencia**

Los síntomas físicos y psicológicos que ocurren cuando una persona con dependencia de una sustancia deja de consumirla. En el contexto de la deshabituación tabáquica, esto puede llevar a irritabilidad, trastornos del sueño, dificultades de concentración y un fuerte deseo de nicotina.

**Trastornos adictivos**

Enfermedades caracterizadas por un consumo compulsivo de sustancias o comportamientos, a pesar de las consecuencias negativas. En la deshabituación tabáquica, es importante considerar los trastornos adictivos existentes, ya que pueden complicar el proceso y requerir un tratamiento adicional.

## Tasas de éxito de las estrategias para dejar de fumar en el lugar de trabajo

Comparación de la eficacia de las diferentes estrategias

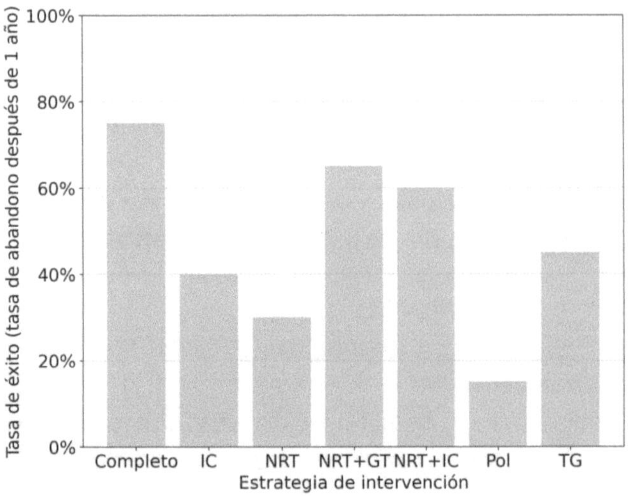


Completo: Programa completo (TRN + AC + TG + Política)

IC: Asesoramiento individual

NRT: Terapia de reemplazo de nicotina (TRN)

NRT+GT: TRN + Terapia de grupo

NRT+IC: TRN + Asesoramiento individual

Pol: Cambios de política (p. ej., áreas designadas para fumar)

TG: Terapia de grupo

Este gráfico destaca las diferentes tasas de éxito de las distintas estrategias para dejar de fumar implementadas en el lugar de trabajo. Si bien el asesoramiento individual y la terapia de grupo demuestran un éxito moderado, la combinación de estos con la terapia de reemplazo de nicotina (TRN) mejora significativamente los resultados. Los cambios de política, como las áreas designadas para fumar más lejos del edificio, muestran un impacto menor pero aún positivo. El enfoque más eficaz parece ser un programa integral que integre múltiples estrategias, incluyendo asesoramiento individual, apoyo grupal, TRN y ajustes de políticas.

## Motivación a largo plazo

La motivación a largo plazo es esencial para un abandono exitoso del tabaco. Después de la euforia inicial, la motivación puede disminuir, lo que favorece los retrocesos. Por lo tanto, es importante desarrollar estrategias que mantengan la motivación durante un período prolongado. La gamificación, es decir, la integración de elementos lúdicos, puede ser efectiva aquí [s111]. Así, los mensajes motivadores diarios, integrados en aplicaciones, pueden crear pequeñas experiencias de éxito y fortalecer la motivación. Las recompensas virtuales o alcanzar nuevos niveles en un programa basado en aplicaciones ofrecen incentivos adicionales y fomentan la perseverancia. El seguimiento del progreso, entre otras cosas, mediante el registro de días sin fumar o cantidades de dinero ahorradas, visualiza los éxitos y fortalece la confianza en uno mismo. El uso de aplicaciones digitales para dejar de fumar ofrece diversas oportunidades para fomentar la motivación a largo plazo [s112]. Estas aplicaciones a menudo ofrecen programas personalizados y herramientas interactivas que se adaptan a las necesidades individuales de los usuarios. También el intercambio con otros usuarios en foros en línea o grupos de apoyo puede fortalecer la motivación y fomentar el sentido de comunidad. Es útil establecer metas realistas y aumentarlas gradualmente. En lugar de renunciar de inmediato a los cigarrillos, uno podría reducir primero la cantidad de cigarrillos fumados diariamente. Cada paso exitoso, como una semana sin fumar, fortalece la confianza en uno mismo y motiva a dar el siguiente paso. También es importante ser consciente de las propias situaciones de riesgo en las que la tentación de fumar es especialmente grande. Estos pueden ser lugares específicos, ocasiones sociales o estados emocionales. Para tales situaciones, se deben desarrollar de antemano comportamientos alternativos para poder resistir las tentaciones. Un paseo al aire libre, un baño relajante o una conversación con un amigo

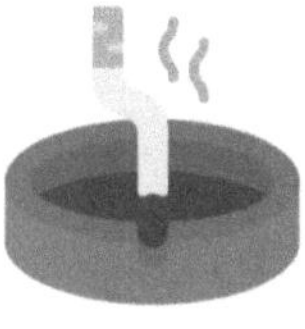

pueden ayudar a superar el deseo de un cigarrillo. También el apoyo del entorno social es crucial para el éxito a largo plazo. La familia y los amigos pueden apoyar activamente el cese del tabaquismo al no fumar en presencia del exfumador y al alentarlo en sus esfuerzos. Además, las ofertas de ayuda profesional, como la terapia conductual o la asesoría telefónica, pueden ofrecer un apoyo valioso y ayudar a mantener la motivación a largo plazo. Incluso después de un cese exitoso del tabaquismo, es importante mantenerse alerta y seguir aplicando las estrategias aprendidas para prevenir una recaída.

### Bueno saber

**Aplicaciones**

Las aplicaciones móviles pueden apoyar el abandono del tabaco a través de funciones como el seguimiento del progreso, la gamificación, diarios de desintoxicación de nicotina y acceso a comunidades de apoyo. Ofrecen un apoyo personalizado y de fácil acceso.

**Euforia**

En relación con el abandono del tabaco, la euforia describe la sensación de bienestar y la motivación inicial que a menudo se experimenta al comienzo del cese del tabaquismo. Sin embargo, esta euforia puede desvanecerse rápidamente y dar paso a síntomas de abstinencia y al deseo de nicotina.

**Gamificación**

La gamificación utiliza elementos típicos de los juegos, como puntos, recompensas y competiciones, para aumentar la motivación para dejar de fumar y mantenerla a largo plazo. Esto puede ser especialmente útil para superar la euforia inicial y fomentar la perseverancia.

## Motivación a lo largo del tiempo

Visualización de los niveles de motivación a lo largo del proceso de abandono.

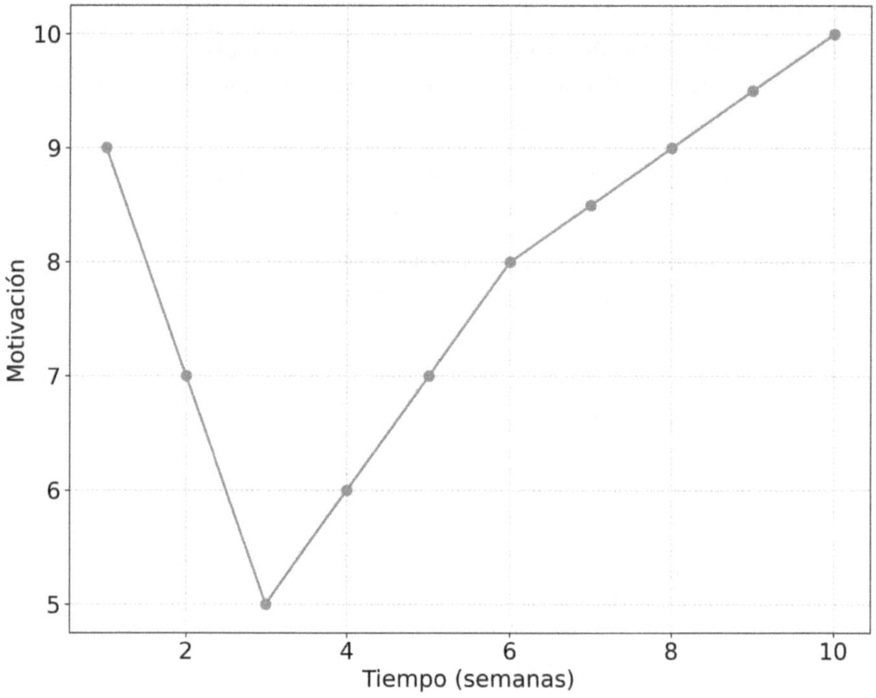


La motivación tiende a ser alta al principio, disminuye durante los períodos de abstinencia y deseo, y luego aumenta gradualmente a medida que las personas experimentan los beneficios de dejar de fumar. Las fluctuaciones resaltan la importancia del apoyo continuo y las estrategias de afrontamiento.

**Consejos concretos**

- Cree juntos zonas libres de humo en su hogar y hágalas acogedoras activamente.
- Desarrolle nuevos rituales para pausas conjuntas que reemplacen el fumar, como un breve paseo o un ritual de té compartido.
- Hable abiertamente sobre los desafíos específicos de género al dejar de fumar, como las fluctuaciones hormonales o las expectativas sociales.
- Apóyense mutuamente en la búsqueda de estrategias de afrontamiento individuales para el deseo de fumar, adaptadas a las necesidades de cada uno.
- Establezcan horarios fijos para actividades conjuntas sin humo, para crear recuerdos positivos y fortalecer la motivación.
- Reflexionen juntos sobre los cambios positivos en su relación gracias a dejar de fumar, como más tiempo juntos o una mejor comunicación.
- Elaboren una estrategia conjunta para manejar situaciones difíciles en las que la tentación de fumar sea especialmente fuerte.
- Celebren juntos sus éxitos, tanto los pequeños como los grandes, para fomentar la motivación y la comprensión mutua.
- Hagan su tiempo libre juntos activo y variado, para desviar los pensamientos sobre fumar y descubrir nuevos intereses.
- Aprovechen el desafío conjunto de dejar de fumar para fortalecer su relación y desarrollar una comprensión más profunda el uno del otro.
- Encuentren juntos nuevas formas de relajación y disfrute que reemplacen el fumar y mejoren su bienestar.
- Apoye a su pareja en activar recursos y fortalezas individuales para lograr con éxito dejar de fumar.

## Revisión - 4. Aspectos específicos de género

La deshabituación del tabaco es un proceso individual que se ve influenciado tanto por factores físicos como psicosociales. Las diferencias específicas de género juegan un papel importante y deben ser consideradas al desarrollar una estrategia personal para dejar de fumar. Se sabe que las fluctuaciones hormonales en el ciclo femenino pueden influir en el deseo de fumar. Por lo tanto, es recomendable observar su ciclo y considerar comenzar su proceso de dejar de fumar en una fase con condiciones hormonales más favorables. El temor generalizado a aumentar de peso tras dejar de fumar puede ser manejado con éxito mediante una combinación de alimentación consciente, ejercicio regular y, si es necesario, asesoramiento profesional. Preste atención a abordar las emociones negativas relacionadas con su imagen corporal y fomente un diálogo interno positivo.

Para los hombres, dejar de fumar también representa un desafío particular. En el contexto de la masculinidad y la presión por el rendimiento, dejar de fumar puede ser malinterpretado como un signo de debilidad. Aquí es importante cuestionar los roles asociados y centrarse en los beneficios reales de la libertad de fumar: más energía, mayor condición física y una autoestima mejorada. Establezca metas realistas, haga un seguimiento de sus progresos y recompénsese por los hitos alcanzados. Intercambiar experiencias con otros hombres que han dejado de fumar con éxito, ya sea en grupos de autoayuda o foros en línea, puede ofrecer un valioso apoyo y abrir nuevas perspectivas. Sea consciente de las estrategias de marketing de la industria tabacalera, que a menudo vinculan imágenes tradicionales de masculinidad con el fumar, y no se deje influenciar por ello.

Independientemente del género, las dinámicas sociales y de pareja juegan un papel crucial. Dejar de fumar en pareja puede aumentar las posibilidades de éxito, pero requiere acuerdos claros y la consideración de las necesidades individuales. Informe a su entorno sobre su decisión de dejar de fumar y pida apoyo. La comunicación abierta sobre sus desafíos y logros puede reducir la presión y fomentar la comprensión. Factores socioeconómicos, como preocupaciones financieras, pueden dificultar aún más la deshabituación. No dude en buscar ayuda profesional y informarse sobre las opciones de apoyo financiero.

Los cambios físicos tras dejar de fumar son diversos y van desde síntomas de abstinencia a corto plazo, como aumento del apetito y trastornos del sueño, hasta mejoras en la salud a largo plazo. Integre estrategias para afrontar estos desafíos en su vida diaria: una alimentación equilibrada, ejercicio regular y técnicas de relajación pueden ayudarle a superar con éxito la fase inicial. Utilice herramientas digitales, como aplicaciones, para seguir su progreso, motivarse y conectarse con otros exfumadores. Recuerde: cada paso hacia la libertad de fumar es un éxito y contribuye a una vida más saludable y autodeterminada. Manténgase firme, incluso si hay contratiempos; la motivación a largo plazo es la clave del éxito. ¡Usted puede lograrlo!

# 5. Libertad del tabaco sostenible

¿Por qué algunas personas logran mantenerse sin fumar sin esfuerzo, mientras que otras recaen una y otra vez? El camino hacia una vida libre de tabaco es como un viaje, donde cada paso cuenta y surgen nuevas perspectivas. Los exfumadores exitosos tienen algo en común: no solo han dejado de fumar, sino que han reorientado sus vidas. La libertad ganada del tabaco abre oportunidades para cambios positivos en todas las áreas de la vida. En este capítulo, descubrirá las estrategias decisivas que marcan la diferencia entre una cesación temporal y una verdadera libertad del tabaco.

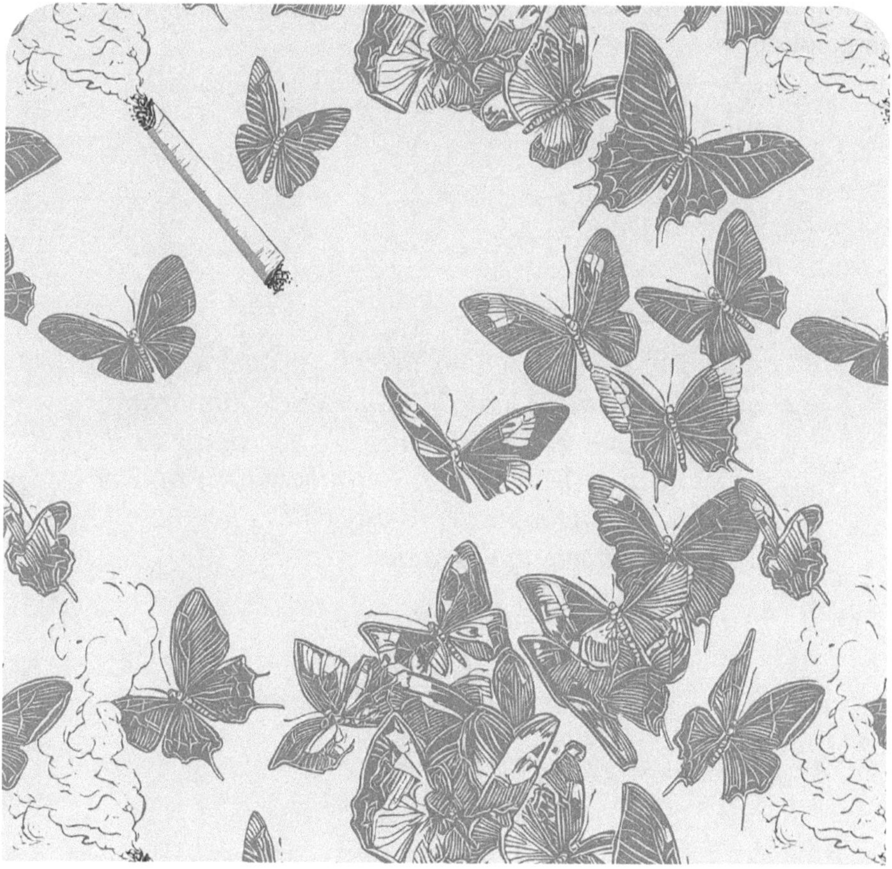

## 5. 1 Prevención de recaídas

La libertad sostenible del tabaco requiere más que solo dejar de fumar inicialmente. La prevención de recaídas ofrece estrategias concretas para mantenerse libre de humo a largo plazo y enfrentar con éxito los numerosos desafíos después de dejar de fumar. Se ocupa de las señales de advertencia físicas y psicológicas, las situaciones de riesgo personales y la construcción de una base sólida para una abstinencia duradera. Este apartado destaca los aspectos más importantes de la prevención de recaídas y le muestra cómo maximizar sus oportunidades de lograr una libertad duradera del tabaco. Prepárese y descubra cómo mantenerse fuerte y libre de humo a largo plazo.

*Los síntomas de abstinencia son incómodos, pero temporales y una señal de advertencia importante que indica que el cuerpo se está liberando de la dependencia de la nicotina. Reconocerlos y aplicar estrategias de afrontamiento específicas fortalece la resiliencia frente a una recaída.*

## Reconocer las señales de alerta

El camino hacia la tabakabstinenz a menudo está salpicado de obstáculos que pueden interpretarse como señales de alerta para un posible retroceso. Reconocer estas señales a tiempo aumenta la posibilidad de evitar un retroceso y permanecer libre de humo de manera permanente. Especialmente los primeros días después de dejar de fumar son críticos, ya que durante este tiempo los síntomas de abstinencia son más intensos [s113]. El cuerpo reacciona a la abstinencia de nicotina con diversos síntomas físicos y psicológicos. Dificultades de concentración, aumento del apetito, inquietud e irritabilidad son solo algunos ejemplos. Estos síntomas, aunque incómodos, son temporales y son una señal de que el cuerpo se está liberando de la nikotinabhaengigkeit. Se puede comparar con la abstinencia de otras sustancias, donde también aparecen síntomas físicos y psicológicos. Quien entiende estos síntomas de abstinencia como señales de alerta y es consciente de su transitoriedad está mejor preparado para resistir un retroceso. Una herramienta útil para evaluar la dependencia de nicotina y el riesgo de retroceso asociado es la prueba de Fagerström [s113]. A partir del resultado de la prueba, se puede seleccionar la forma de terapia adecuada y así aumentar las posibilidades de éxito en la deshabituación del tabaco. Además de los síntomas físicos de abstinencia, también hay señales de alerta psicológicas que pueden indicar un retroceso inminente. - Fuerte deseo de fumar - - Pensamientos sobre los aspectos positivos de fumar - - Aumento del estrés y la tensión - - Trastornos del sueño - - Sentimientos negativos como ansiedad o depresión. Estas señales no siempre aparecen todas al mismo tiempo y su intensidad puede variar. Es importante no ignorar estos sentimientos y pensamientos, sino reconocerlos por lo que son: señales de alerta que anuncian un retroceso. En lugar de ceder a estos sentimientos, es recomendable preparar estrategias de afrontamiento. Un paseo al aire libre, técnicas de relajación o una conversación con una persona de confianza pueden ayudar a superar el deseo de fumar y prevenir un retroceso. Aunque los primeros días son especialmente críticos, el riesgo de retroceso persiste a largo plazo [s113]. Incluso después de un año de abstinencia, todavía existe una probabilidad de retroceso. Por lo tanto, es importante permanecer atento y prestar atención a las señales de alerta incluso después de un período prolongado sin fumar.

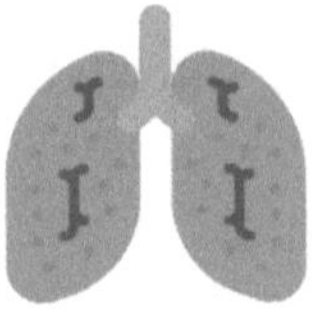

La reflexión sobre las propias situaciones de riesgo y el desarrollo de estrategias de afrontamiento individuales siguen siendo componentes importantes de la prevención de retrocesos a largo plazo. Así, la exitosa abstinencia de tabaco puede asegurarse de manera duradera.

## Señales de advertencia de recaída

Frecuencia e intensidad de las señales de advertencia de recaída.

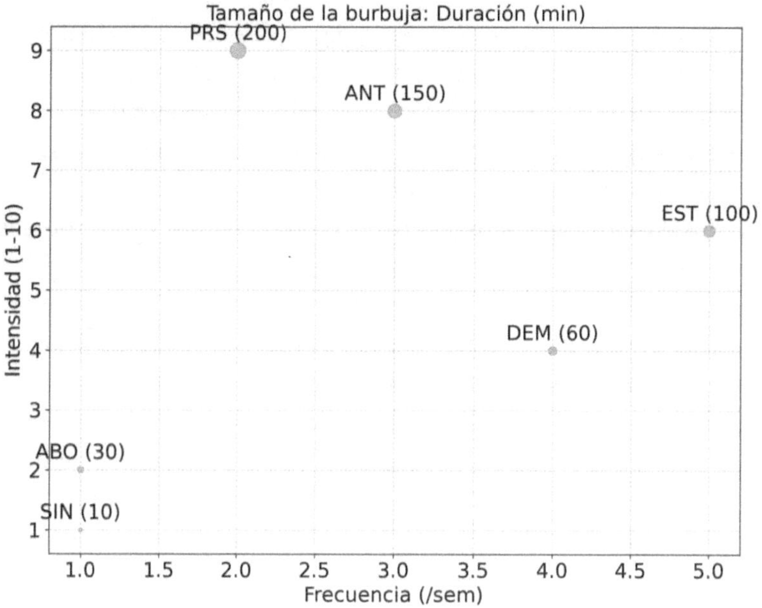


Blasengröße: Duración (min)

| | |
|---|---|
| ABO: Aburrimiento | ANT: Antojos |
| DEM: Desequilibrio Emocional | EST: Estrés |
| PRS: Presión Social | SIN: Síndrome de abstinencia de la nicotina |

Este gráfico visualiza los desencadenantes comunes de recaídas. Las burbujas más grandes representan más tiempo experimentando el desencadenante, mientras que la posición en el eje X indica la frecuencia y el eje Y representa la intensidad. Los desencadenantes de alta frecuencia y alta intensidad (cuadrante superior derecho) representan el mayor riesgo y requieren estrategias de afrontamiento proactivas. Los desencadenantes de baja frecuencia y baja intensidad (cuadrante inferior izquierdo) pueden requerir una gestión menos intensiva, pero no deben ignorarse. Comprender estos patrones puede ayudar a las personas a desarrollar planes personalizados de prevención de recaídas.

## Desarrollar estrategias de emergencia

Las estrategias de emergencia son esenciales para manejar de manera efectiva los pensamientos y deseos de recaída que surgen. El proceso de recaída se desarrolla gradualmente y a menudo comienza con cambios sutiles en el ámbito emocional y mental [s114]. Por lo tanto, es importante desarrollar planes de emergencia individuales de manera temprana, adaptados a las necesidades personales y situaciones de riesgo. Un plan de este tipo incluye instrucciones concretas para diferentes fases del proceso de recaída. Por ejemplo, en un recaída emocional, que se manifiesta a través de una disminución del autocuidado y un malestar general, el plan podría prever actividades como deporte, técnicas de relajación o contactos sociales [s114]. Estas medidas ayudan a regular las emociones negativas y a aumentar el bienestar. Sin embargo, si surgen más pensamientos sobre el consumo de tabaco, es decir, una recaída mental, el plan puede incluir estrategias como autocharlas positivas, ejercicios de atención plena o escribir las razones para mantenerse libre de tabaco [s114]. De este modo, se pueden interrumpir los pensamientos sobre el consumo de tabaco y fortalecer la motivación para la abstinencia. Además, es recomendable anotar en el plan de emergencia la información de contacto de personas de apoyo, como un terapeuta o un grupo de autoayuda. Un plan de emergencia bien preparado sirve como brújula en momentos críticos y aumenta la probabilidad de evitar con éxito una recaída. Complementariamente al desarrollo de un plan de emergencia, es importante ser consciente de las situaciones de alto riesgo y desarrollar estrategias para evitarlas o manejarlas de manera efectiva [s114]. Esto puede significar evitar ciertos lugares o situaciones sociales por el momento o entrenar comportamientos alternativos en estas situaciones. Por ejemplo, alguien que estaba acostumbrado a fumar un cigarrillo después de comer podría optar por dar un paseo o masticar chicle sin azúcar. La evitación de situaciones de alto riesgo y la aplicación de las

estrategias establecidas en el plan de emergencia aumentan la posibilidad de mantenerse libre de tabaco a largo plazo.

### Bueno saber

**Estrategias de emergencia**

Medidas específicas que se planifican con antelación para prevenir una recaída en situaciones desafiantes o momentos de deseo. Sirven como instrucciones concretas y ofrecen orientación en momentos críticos de la deshabituación del tabaco.

**Proceso de recaída**

El desarrollo gradual de una recaída, que a menudo comienza con cambios emocionales y mentales sutiles y puede llevar al consumo de tabaco nuevamente si no se utilizan estrategias de afrontamiento adecuadas.

**Recaída emocional**

Un estado en la deshabituación del tabaco caracterizado por emociones negativas como malestar, ansiedad o frustración, que aumenta el riesgo de consumo de tabaco nuevamente.

**Situaciones de alto riesgo**

Situaciones o circunstancias específicas que aumentan el deseo de tabaco y el riesgo de recaída. Ejemplos incluyen el estrés, eventos sociales con personas que fuman o ciertos estados emocionales.

## Eficacia de las estrategias de emergencia

Tasas de éxito de las estrategias para la prevención de recaídas

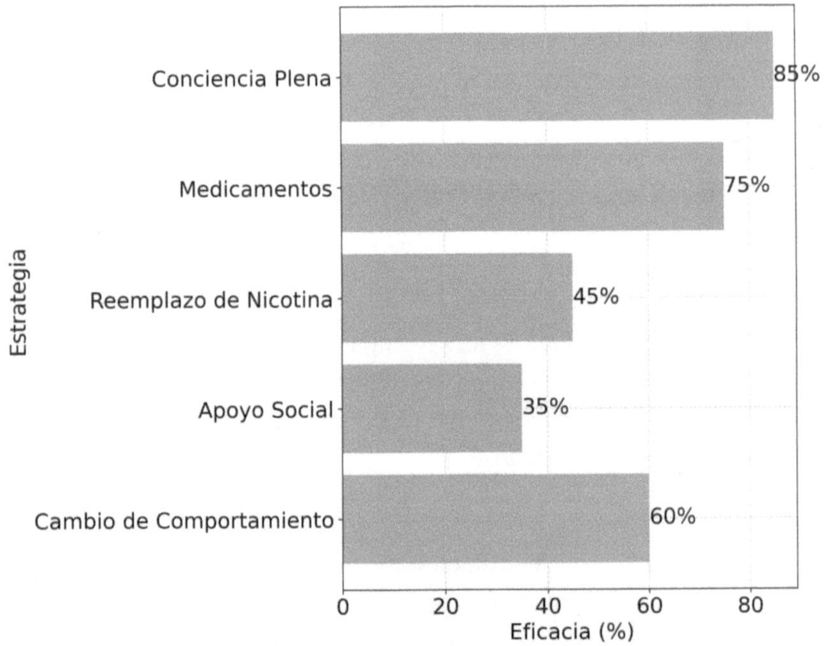


CCP: Cambio de Comportamiento

MED: Medicamentos

SOS: Apoyo Social

CPL: Conciencia Plena

RNI: Reemplazo de Nicotina

El diagrama de barras horizontal muestra la eficacia relativa de diferentes estrategias de emergencia para dejar de fumar y el tabaco. Las estrategias de cambio de comportamiento y el apoyo social muestran tasas de éxito más altas, mientras que la terapia de reemplazo de nicotina y los medicamentos parecen ser menos eficaces. Las técnicas de atención plena ofrecen un apoyo moderado. La combinación de diferentes enfoques podría mejorar las posibilidades de éxito.

## Fortalecer la confianza en uno mismo

La confianza en uno mismo juega un papel importante en la deshabituación del tabaco. La seguridad de mantenerse libre de humo incluso en situaciones difíciles influye significativamente en el éxito [s115]. Autoeficacia, es decir, la creencia de poder controlar el propio comportamiento, es un factor especialmente significativo para la abstinencia a largo plazo después de comenzar a dejar de fumar [s115]. Curiosamente, la autoeficacia medida después de dejar de fumar se correlaciona más fuertemente con el éxito que la medida previamente [s115]. Este hallazgo subraya la importancia de la autoobservación continua y la adaptación de las estrategias durante el proceso de deshabituación. La actividad física puede, entre otras cosas, fomentar la confianza en la propia fuerza de voluntad [s116]. La experiencia de superar desafíos físicos se transfiere a la deshabituación y refuerza la confianza en la capacidad de superar el deseo de fumar [s116]. Un estilo de vida activo no solo contribuye a la salud física, sino que también solidifica la autoimagen como no fumador [s116]. Además de la autoeficacia, también es importante una evaluación realista de las propias habilidades [s117]. Una confianza excesiva puede llevar a la negligencia en la prevención de recaídas y aumentar el riesgo de un retroceso [s117]. Los aspectos positivos de la libertad de fumar adquieren mayor importancia a medida que avanza la abstinencia [s117]. Esta creciente apreciación de los beneficios para la salud y personales refuerza la motivación y la confianza en la decisión tomada [s117]. Al mismo tiempo, es importante ser consciente de la persistente creencia errónea de que fumar reduce el estrés [s117]. Esta idea puede seguir presente incluso después de una larga abstinencia y desencadenar el deseo de fumar en situaciones de estrés [s117]. Abordar esta creencia errónea y desarrollar estrategias alternativas de manejo del estrés son, por lo tanto, componentes importantes de la prevención de recaídas. Los enfoques tradicionales de terapia conductual por sí solos

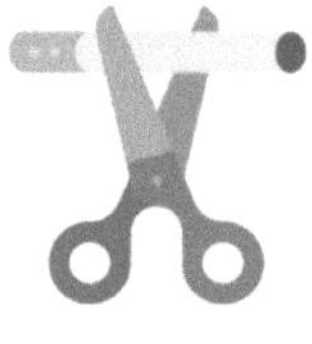

pueden no ser suficientes para cambiar estas creencias arraigadas [s118]. Por lo tanto, se recomienda integrar métodos adicionales como achtsamkeitsuebungen o reestructuración cognitiva en la terapia. Estas técnicas pueden ayudar a reconocer y cambiar los pensamientos automáticos y patrones de comportamiento que contribuyen al deseo de fumar. La combinación de autoeficacia, autoevaluación realista y el compromiso activo con los propios factores de riesgo constituye una base sólida para una abstinencia del tabaco exitosa y sostenible.

### Bueno saber

**Abstinencia**
La renuncia permanente al consumo de tabaco y la evitación de recaídas.

**Autoeficacia**
La confianza en la propia capacidad para manejar situaciones difíciles y controlar el deseo de fumar para mantenerse libre de humo a largo plazo.

## Métodos de autofortalecimiento para la prevención de recaídas

Distribución de estrategias de autoayuda para dejar de fumar.

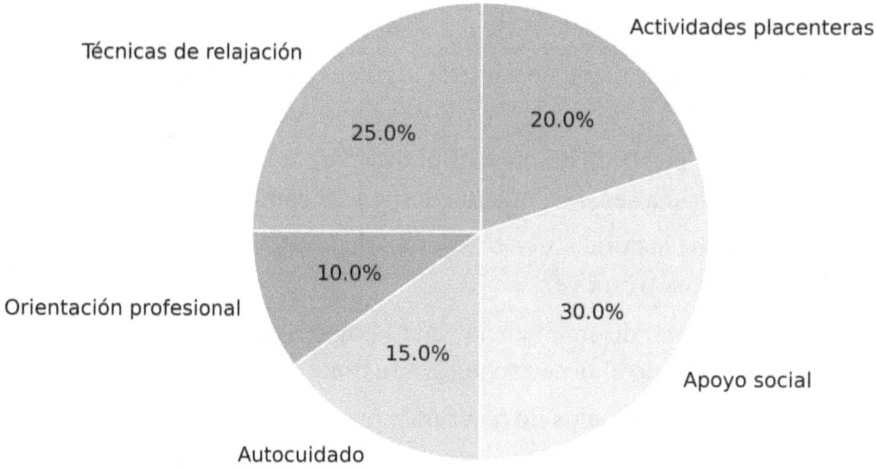


ACP: Actividades placenteras

ASO: Apoyo social (amigos, familiares)

AUC: Autocuidado (baños, paseos)

ORP: Orientación profesional (terapia, asesoramiento)

TRE: Técnicas de relajación (yoga, meditación)

Este gráfico destaca los diversos enfoques que utilizan las personas para mantener la abstinencia del tabaco. El énfasis en el apoyo social y las técnicas de relajación sugiere la importancia de controlar el estrés y buscar refuerzo externo. Si bien la orientación profesional es menos destacada, su presencia subraya el valor de la asistencia de expertos en el proceso de abandono del hábito. Priorizar las actividades placenteras y el autocuidado consciente refuerza la necesidad de sustituciones conductuales positivas para reemplazar el hábito de fumar.

**Consejos concretos**

- Vincula conscientemente recuerdos y emociones positivas con tu libertad de fumar.
- Desarrolla un ritual personal que te recuerde diariamente tu decisión de permanecer libre de tabaco.
- Lleva un "diario de éxitos" en el que registres tus progresos, así como tus desafíos.
- Busca un "padrino de no fumar": alguien que te acompañe y apoye en tu camino.
- Cambia tu perspectiva: no veas el deseo de fumar como un enemigo, sino como una señal de que tu cuerpo está cambiando.
- Inventa una historia sobre tu libertad de fumar que puedas recrear en tu mente una y otra vez.
- Crea un "lugar de emergencia" en tu hogar o entorno al que puedas retirarte cuando el deseo se vuelva fuerte.
- Entrena tus "músculos de decir no": practica en la vida cotidiana decir "no" a las ofertas de cigarrillos de manera amable pero firme en diversas situaciones.
- Desarrolla un sistema de recompensas por logros a largo plazo, como un viaje corto después de un año sin fumar.
- Considera cada día sin cigarrillo como un regalo para ti mismo y tu salud.
- Visualízate como un no fumador seguro de sí mismo, fuerte y saludable.

## 5. 2 Estabilización a largo plazo

La estabilización a largo plazo después del destete significa consolidar la identidad libre de humo y prevenir recaídas. Esto incluye el desarrollo de nuevos hábitos, el manejo de los antojos y el fortalecimiento de la conciencia sobre la salud. El camino presenta desafíos, pero también abre oportunidades para cambios positivos en diversas áreas de la vida. Siga leyendo y descubra cómo asegurar su libertad del tabaco de manera duradera.

*La libertad del tabaco a largo plazo requiere el desarrollo de una nueva identidad como no fumador, que se consolida a través del cambio de hábitos y el reconocimiento consciente de los logros.*

## Desarrollar una nueva identidad

Dejar de fumar significa más que simplemente dejar el cigarrillo en la mano. Requiere el desarrollo de una nueva identidad, una autopercepción sin el cigarrillo. Este proceso, de convertirse en no fumador, transforma fundamentalmente la autoimagen [s119]. No se trata de reinventarse, sino de reconocer y fomentar las fortalezas y cualidades positivas existentes que son independientes del fumar. Esta reorientación puede afectar diversas áreas de la vida, desde interacciones sociales hasta rutinas personales. Situaciones anteriormente asociadas con fumar, como la pausa para el café o el final de la jornada laboral, deben ser reconfiguradas. En lugar de recurrir al cigarrillo, se pueden establecer nuevos rituales, como un breve paseo o una conversación con colegas. Este cambio consciente de hábitos refuerza la nueva identidad y apoya la superación de la dependencia a largo plazo de la nicotina [s120]. Los achtsamkeitsuebungen pueden apoyar este proceso al entrenar la autopercepción y fomentar la aceptación de la nueva identidad libre de humo. A través de la atención plena, aprenderá a percibir sus pensamientos y sentimientos sin juzgarlos. Esto puede ayudarle a lidiar con el deseo de cigarrillos al reconocerlo como una sensación temporal, en lugar de ceder a él. Así, refuerza su nueva identidad como no fumador y fortalece su confianza en su capacidad para mantenerse libre de humo. La integración consciente de la atención plena en la vida diaria, ya sea a través de breves meditaciones, ejercicios de respiración o un paseo consciente en la naturaleza, contribuye a reconocer y cambiar patrones de comportamiento poco saludables a largo plazo [s120]. Un tratamiento estructurado con objetivos claros, apoyado por acompañamiento terapéutico, puede fomentar aún más este proceso [s119].

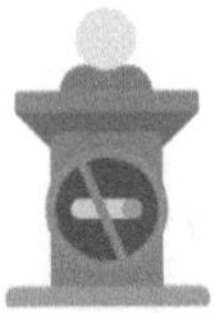

**Bueno saber**

**Identidad**

En el contexto de dejar de fumar, la identidad describe la autoimagen de una persona como no fumador. El desarrollo de una nueva identidad es crucial para la abstinencia a largo plazo.

**Desarrollo de la Identidad Libre de Humo**

Progresión a través de las etapas de la identidad libre de humo.

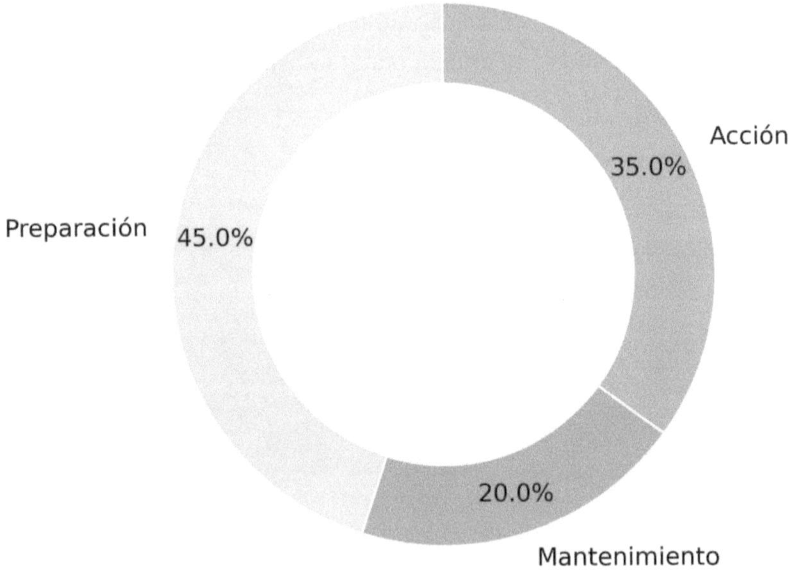


- ACC: Acción
- MAN: Mantenimiento
- PRE: Preparación

El segmento más grande representa la fase de 'Preparación', lo que indica que una parte significativa de las personas están planeando activamente dejar de fumar o se encuentran en las primeras etapas para hacerlo. La fase de 'Acción', aunque más pequeña, muestra que un número considerable participa activamente en comportamientos libres de humo. El segmento más pequeño, 'Mantenimiento', sugiere que mantener una identidad libre de humo es un compromiso a largo plazo que requiere esfuerzo y apoyo continuos. Esta distribución destaca la importancia de proporcionar recursos y apoyo en todas las etapas del proceso, con un enfoque particular en la transición de las personas de la preparación a la acción y, finalmente, al mantenimiento a largo plazo.

## Promover la conciencia de la salud

Desarrollar la conciencia de la salud significa agudizar la percepción del propio cuerpo y registrar de manera más consciente las señales del cuerpo. Este proceso apoya la deshabituación del tabaco al hacer más transparente la conexión entre las sensaciones físicas y el deseo de nicotina [s121]. A través de ejercicios de achtsamkeit, como técnicas de respiración enfocadas o escaneos corporales, aprenderá a observar sus pensamientos y sentimientos de manera neutral, sin caer en patrones de reacción habituales. En lugar de ceder automáticamente al impulso de fumar un cigarrillo, surge la posibilidad de hacer una pausa y reevaluar la situación. Esta mejorada autopercepción fortalece la autoregulación – la capacidad de controlar los impulsos y tomar decisiones conscientes [s121]. Un manejo consciente de las situaciones de estrés – a menudo desencadenantes de recaídas – también contribuye a la estabilización a largo plazo. El yoga puede apoyar estos procesos al liberar tensiones físicas y mentales y aumentar el bienestar [s122]. La combinación de yoga y atención plena también promueve la regulación emocional y, por lo tanto, fortalece la resiliencia frente a los deseos de adicción. Por ejemplo, quienes practican yoga regularmente e integran ejercicios de atención plena en su vida diaria mejoran su percepción corporal y desarrollan estrategias para lidiar con emociones desafiantes sin recurrir a la nicotina [s122]. Este enfoque holístico puede influir positivamente en la salud y el bienestar a largo plazo.

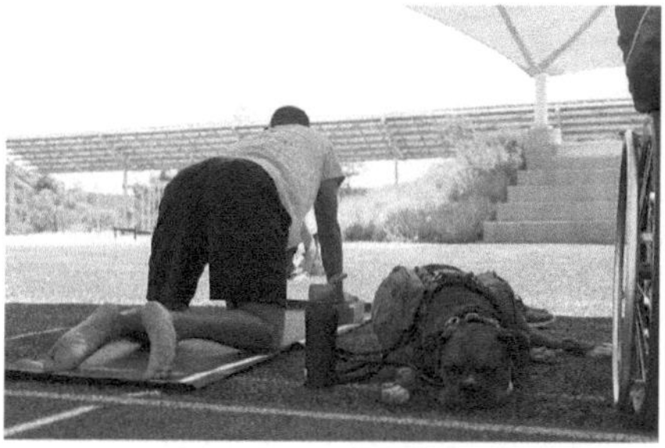

*Técnicas de respiración* [i20]

## Bueno saber

**Autoregulación**

La capacidad de controlar los impulsos y tomar decisiones conscientes. En el contexto de la deshabituación del tabaco, la autoregulación significa resistir el deseo de cigarrillos y optar por comportamientos saludables.

**Yoga**

El yoga puede reducir el estrés, mejorar la percepción corporal y fomentar la regulación emocional a través de la combinación de ejercicios físicos, técnicas de respiración y meditación, lo que apoya la abstinencia a largo plazo del tabaco.

**Mejoras en la salud después de dejar de fumar**

Comparación de los beneficios para la salud a lo largo del tiempo

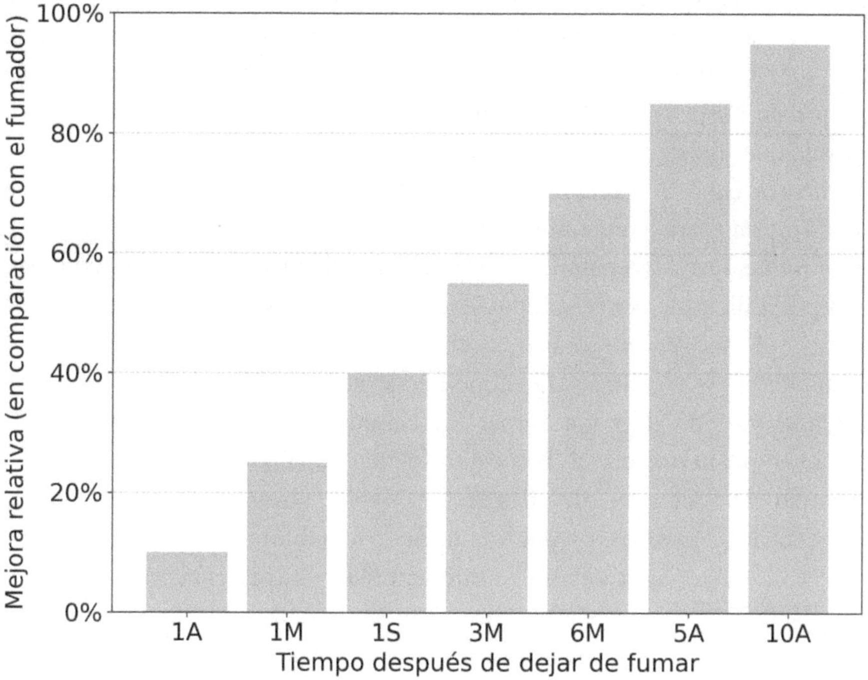


10A: 10 Años
1M: 1 Mes
3M: 3 Meses
6M: 6 Meses
1A: 1 Año
1S: 1 Semana
5A: 5 Años

Este gráfico destaca el importante impacto positivo de dejar de fumar en varios aspectos de la salud. La capacidad pulmonar y la salud cardiovascular muestran las mejoras más drásticas, comenzando temprano y continuando aumentando con el tiempo. El bienestar mental también experimenta ganancias sustanciales, lo que sugiere una reducción del estrés y la ansiedad. Si bien el riesgo de enfermedades graves como el cáncer disminuye con el tiempo, permanece ligeramente elevado en comparación con los no fumadores, lo que subraya la importancia del abandono temprano.

## Reconocer los éxitos

Reconocer los éxitos durante la deshabituación del tabaco refuerza la motivación y fomenta la perseverancia. No se trata solo del objetivo final de la tabakabstinenz, sino también de los pequeños pasos en este camino. Cada día sin fumar, cada ataque de ansia superado y cada nuevo hábito saludable establecido son éxitos que deben ser reconocidos [s123]. Este reconocimiento puede llevarse a cabo de diversas maneras. Por ejemplo, dándose un pequeño premio: un baño relajante, un buen libro o una visita al cine. Es importante que la recompensa no esté asociada con fumar o con otros comportamientos poco saludables. También llevar un registro de los éxitos, ya sea en un diario o en una aplicación, puede aumentar la motivación y agudizar la conciencia sobre los propios progresos. Documentar los días sin fumar, la cantidad de dinero ahorrado o los cambios positivos en el bienestar físico visualiza el éxito personal y refuerza la decisión de llevar una vida sin tabaco. Además, los comentarios positivos del entorno social pueden fortalecer la motivación. Intercambiar experiencias con otras personas que también han dejado de fumar o que apoyan este esfuerzo crea un sentido de pertenencia y comprensión. También pequeños incentivos autoestablecidos pueden fomentar la motivación [s124]. Por ejemplo, después de una semana sin fumar, uno puede cumplir un pequeño deseo o planear una compra más grande después de un mes. Estos incentivos elegidos personalmente son motivadores de manera individual y ayudan a consolidar la abstinencia a largo plazo.

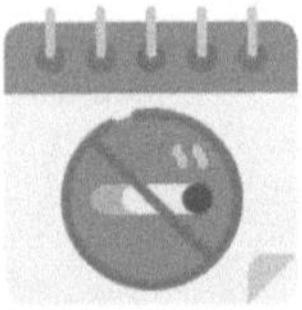

## Bueno saber

**Ataque de ansia**

La necesidad repentina e intensa de un cigarrillo. Estos ataques pueden presentarse con diferentes intensidades y frecuencias, y representan un desafío para la estabilización a largo plazo. Superar con éxito los ataques de ansia refuerza la confianza en uno mismo y consolida la abstinencia.

**Incentivos**

Refuerzos positivos que fomentan la motivación para dejar de fumar. Pueden ser de naturaleza material o inmaterial y ayudan a consolidar la abstinencia a largo plazo.

**Visualizar**

Imaginar visualmente el éxito de estar libre de tabaco. La visualización de aspectos positivos, como mejoras en la salud o ahorros financieros, puede fortalecer la motivación y fomentar la abstinencia a largo plazo.

## Antojos a lo largo del tiempo

Disminución de los antojos de nicotina con el tiempo después de dejar de fumar.

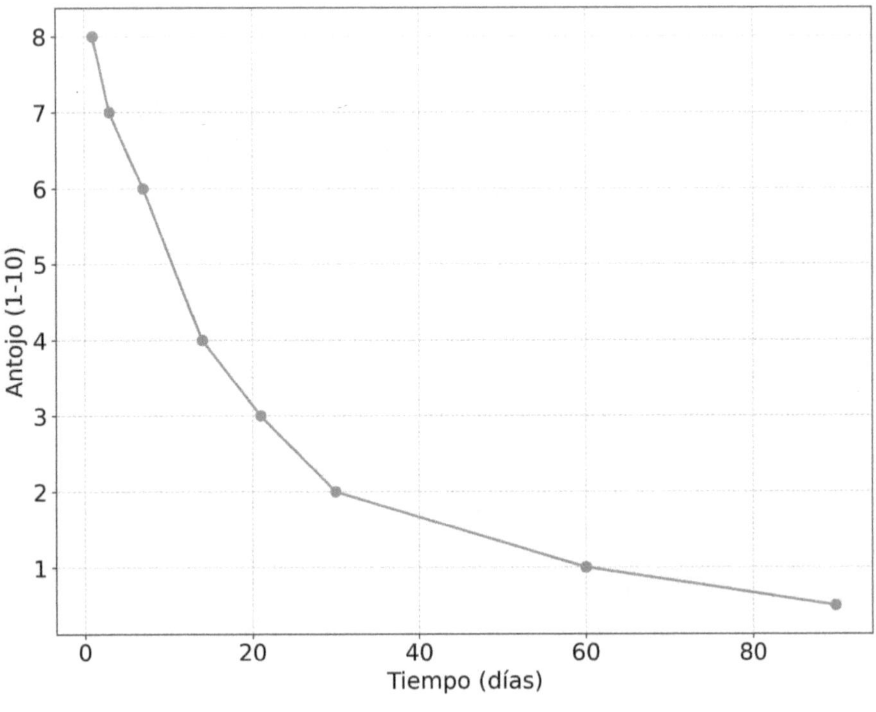


El gráfico muestra una disminución significativa en la intensidad del antojo a lo largo del tiempo, lo que indica un manejo exitoso de los síntomas de abstinencia y una mayor probabilidad de abstinencia a largo plazo. Si bien los antojos iniciales son fuertes, disminuyen constantemente, lo que destaca la eficacia de las estrategias de afrontamiento y la adaptación del cuerpo a la ausencia de nicotina.

**Consejos concretos**

- Conecte su libertad de fumar con una nueva etapa de la vida, como una mudanza o un cambio de trabajo.
- Desarrolle su propia "filosofía de no fumar": formule sus valores y creencias personales que respalden su libertad del tabaco.
- Cree un "espacio de protección interior" al que pueda retirarse mentalmente cuando surja el deseo. Visualice este lugar en detalle: colores, olores, sonidos.
- Transforme el deseo de un cigarrillo en energía positiva: salga a caminar rápidamente, haga algunas flexiones o baile al ritmo de su música favorita.
- Desarrolle una "receta de emergencia" contra el deseo de fumar: ¿Qué pasos concretos le ayudan en momentos agudos? Escríbalos y lleve la lista consigo.
- Celebre su libertad de fumar regularmente con un acto simbólico: plante un árbol, suelte un globo o escriba una carta a su yo fumador anterior.
- Cambie su lenguaje: no hable más de "dejar de fumar", sino de "ser libre". Enfatice su decisión por una vida saludable.
- Encuentre su símbolo personal de no fumar: una piedra, una joya, una imagen: algo que le recuerde su fuerza y éxito.
- Desarrolle un "equipo interno de no fumar": imagine qué personas, reales o ficticias, le apoyan y le dan fuerza en su camino.
- Vea su libertad de fumar como un proceso creativo: diseñe activamente y de manera lúdica su nueva identidad.

## 5. 3 Perspectivas de vida

La libertad sostenible del tabaco requiere más que solo renunciar a los cigarrillos. Esta sección destaca la importancia del desarrollo personal, la reorientación social y la fijación de objetivos de salud para el éxito a largo plazo. Descubra qué desafíos conllevan estas áreas y cómo pueden estabilizar su libertad de fumar. Descubra su potencial para una vida sin humo y plena.

*La libertad del tabaco sostenible requiere la configuración consciente de la propia perspectiva de vida, desde el desarrollo personal hasta la reorientación social y la fijación de objetivos de salud.*

## Desarrollo personal

El desarrollo personal en el contexto de dejar de fumar implica confrontar los propios patrones de comportamiento, emociones y pensamientos para establecer y consolidar los cambios necesarios a largo plazo. La atención plena puede ser una herramienta valiosa en este proceso. Entrena la percepción consciente del momento presente, sin juzgar. [s125] Esto ayuda a reconocer y interrumpir reacciones automáticas, como el impulso de alcanzar un cigarrillo en situaciones de estrés. En lugar de ceder al impulso habitual, se crea un espacio para nuevas decisiones conscientes. A través de un entrenamiento regular en atención plena, se aprende a observar emociones como el miedo o la inquietud sin ser abrumado por ellas. Esta selbstregulation mejorada tiene un impacto positivo en la motivación y fortalece la capacidad de enfrentar situaciones desafiantes. [s125] selbstmitgefuehl, otro aspecto fomentado por la atención plena, apoya este proceso al calmar al crítico interno y facilitar la aceptación de los fracasos. [s125] Al igual que un músculo que se fortalece con el entrenamiento, así se desarrolla la capacidad de mantener el camino hacia la libertad de fumar incluso en momentos difíciles. Otro enfoque que está recibiendo cada vez más atención en la investigación es la terapia psicodélica. Los estudios sugieren que las experiencias controladas con sustancias psicodélicas bajo supervisión terapéutica pueden expandir la percepción y la conciencia. [s126] Esto puede llevar

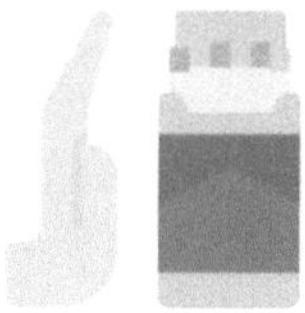

a una nueva perspectiva sobre la propia vida, la adicción y los patrones de comportamiento asociados. A través de la percepción alterada, se pueden restaurar estrategias de procesamiento emocional y social y mejorar la flexibilidad cognitiva. [s126] Esto puede permitir romper patrones de pensamiento rígidos y encontrar nuevas formas de manejar emociones e interacciones sociales. La experiencia de un "nuevo despertar" puede aumentar la motivación para el cambio y apoyar el desarrollo de un nuevo sentido de vida que ya no esté determinado por la adicción. [s126] La control de impulsos mejorada, que se puede lograr a través de la terapia psicodélica, también contribuye a resistir el deseo de fumar y alcanzar la libertad de fumar. [s126] Es importante enfatizar que la terapia psicodélica es un campo de investigación aún joven y su aplicación debe realizarse bajo estricta supervisión médica y terapéutica.

### Bueno saber

**Control de impulsos**

Un mejor control de impulsos ayuda a resistir el deseo de fumar y prevenir recaídas. Es un componente importante del éxito en dejar el tabaco.

**Flexibilidad cognitiva**

La flexibilidad cognitiva describe la capacidad de pensar de manera flexible y encontrar nuevas soluciones. En el contexto de dejar de fumar, permite desarrollar nuevos comportamientos y manejar situaciones difíciles sin recurrir a los cigarrillos.

**Atención plena**

La atención plena ayuda a tomar conciencia del deseo de fumar y desarrollar estrategias de afrontamiento alternativas, en lugar de recurrir automáticamente al cigarrillo. Apoya la autoregulación y fortalece la motivación para una deshabituación tabáquica a largo plazo.

**Terapia psicodélica**

La terapia psicodélica es un enfoque que utiliza experiencias psicodélicas controladas bajo supervisión terapéutica para abrir nuevas perspectivas sobre la adicción y fomentar la motivación para el cambio. Puede ayudar a romper patrones de pensamiento y comportamientos relacionados con el fumar.

## Reorientación social

La reorientación social en el contexto de la cesación del tabaco implica la configuración consciente del entorno social para apoyar la libertad de fumar y evitar recaídas. Como los estudios muestran, las conexiones sociales influyen significativamente en los hábitos de fumar, tanto al inicio como en etapas posteriores [s127]. Las redes sociales existentes pueden, especialmente en fases de cambio en la vida, ser tanto un obstáculo como un apoyo en el camino hacia la tabakabstinenz [s127]. Los exfumadores, por ejemplo, informan que las relaciones sociales estables, que se distancian de círculos fumadores, contribuyeron significativamente a su éxito [s127]. Una reorientación de este tipo puede significar buscar nuevos contactos sociales que apoyen la libertad de fumar, o reevaluar y, si es necesario, cambiar las relaciones existentes. No se trata necesariamente de una ruptura total con amigos o familiares fumadores, sino más bien de una reflexión consciente sobre las propias necesidades y límites. Esto puede significar crear situaciones en sociedad donde fumar no tenga un papel, o hablar abiertamente sobre el deseo de apoyo. La dinámica social dentro de los grupos también influye en el éxito de la cesación. Investigaciones sobre redes sociales de fumadores identificaron diferentes subgrupos con diferentes tasas de éxito en la abstinencia de tabaco [s128]. Mientras que un grupo se caracterizaba por un amplio apoyo social, aún así no alcanzó tasas óptimas de abstinencia. Otro grupo, marcado por un contacto frecuente con fumadores y un nivel de estrés elevado, mostró tasas de éxito más bajas [s128]. Estos hallazgos subrayan que la calidad de las interacciones sociales, y no solo su cantidad, es

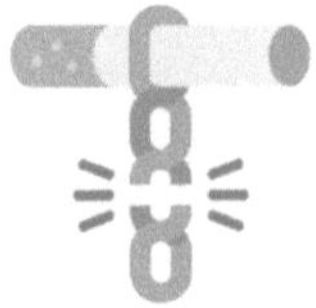

crucial. Un entorno social positivo que ofrezca comprensión y aliento puede facilitar el proceso de cesación. Por el contrario, el estrés y el contacto constante con fumadores pueden aumentar la probabilidad de recaídas. Por lo tanto, la configuración consciente del entorno social y la búsqueda de relaciones de apoyo adquieren mayor importancia. Además del entorno personal, las normas sociales y la stigmatisierung también juegan un papel. Por ejemplo, en el caso de las mujeres embarazadas, la condena social del fumar conduce a un consumo oculto y a un acceso dificultado a servicios de ayuda [s129]. Aquí queda claro que es necesario un cambio en la percepción social y un enfoque abierto y sin prejuicios sobre el tema del fumar para facilitar el camino hacia la libertad de fumar para los afectados.

**Bueno saber**

**Estudios**

Los estudios científicos proporcionan información importante sobre los factores que influyen en el éxito de la cesación del tabaco. Ayudan a desarrollar estrategias efectivas y a aumentar las probabilidades de éxito.

## Nuevas Actividades Sociales Después de Dejar de Fumar

Distribución del tiempo dedicado a nuevas actividades sociales después de dejar el tabaco.

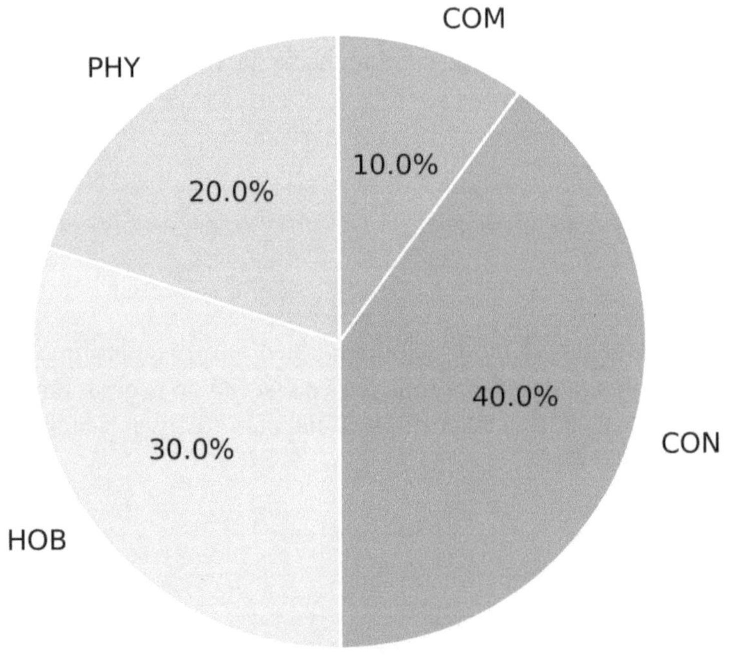


COM: Compromiso con la Comunidad CON: Conectar con seres queridos
HOB: Aficiones e Intereses PHY: Actividades Físicas

La mayor parte del tiempo se dedica a 'Conectar con seres queridos', lo que destaca la importancia del apoyo social durante esta transición. 'Aficiones e Intereses' y 'Actividades Físicas' también representan porciones significativas, lo que indica un cambio positivo hacia opciones de estilo de vida más saludables. Si bien 'Compromiso con la Comunidad' es menor, todavía contribuye al bienestar general y la integración social. Esta distribución sugiere un enfoque equilibrado para reconstruir la vida social después de dejar el tabaco, centrándose tanto en la realización personal como en el fortalecimiento de las relaciones.

## Establecimiento de objetivos de salud

El establecimiento de objetivos de salud en la deshabituación tabáquica va más allá de simplemente dejar de fumar e involucra la calidad de vida en su totalidad. Sirve como brújula y motivación, especialmente cuando el camino hacia la tabakabstinenz se vuelve difícil. Una estrategia efectiva consiste en dividir el establecimiento de objetivos en diferentes áreas: salud física, bienestar mental e integración social. Los objetivos físicos podrían incluir la mejora de la función pulmonar, el aumento de la condición física o la reducción del riesgo de cáncer. Los objetivos mentales se refieren a la gestión del estrés, la mejora del sueño o el fortalecimiento de la autoestima. En el ámbito social, se trata de mantener relaciones existentes y construir nuevas que apoyen la abstinencia de fumar. Esta división ayuda a estructurar el complejo proceso de deshabituación tabáquica y a hacer visibles los logros en áreas individuales. Por ejemplo, la mejora de la resistencia en el deporte – un objetivo físico medible – puede fortalecer la motivación y fomentar la perseverancia, incluso cuando la carga mental es alta en ciertos momentos. La forma en que se establecen los objetivos también influye en el éxito. En lugar de simplemente evitar el comportamiento no deseado – fumar – se deben formular objetivos positivos que dirijan el enfoque hacia los resultados deseados. "Quiero poder respirar libremente de nuevo" es más motivador que "No quiero fumar más". La inclusión de principios de economía del comportamiento puede apoyar adicionalmente el logro de los objetivos [s130]. Al igual que en los pacientes con cáncer, cuya motivación para el tratamiento puede aumentar mediante incentivos específicos, también en la deshabituación tabáquica se pueden utilizar refuerzos positivos. Pequeñas recompensas por hitos alcanzados, como un baño relajante después de una semana sin fumar, pueden fomentar la motivación y fortalecer la perseverancia. La acompañamiento activa por parte de profesionales médicos, especialmente de proveedores de

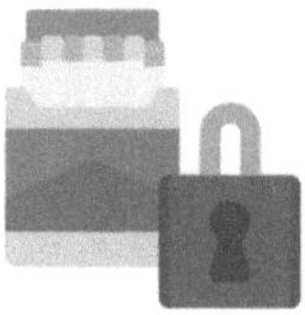

atención capacitados, es tan importante como en la terapia del cáncer, para superar obstáculos individuales y fomentar el uso de medidas de apoyo [s130]. La inclusión del entorno social juega un papel crucial. La comunicación abierta sobre los propios objetivos y la solicitud de apoyo pueden fomentar la comprensión y la motivación.

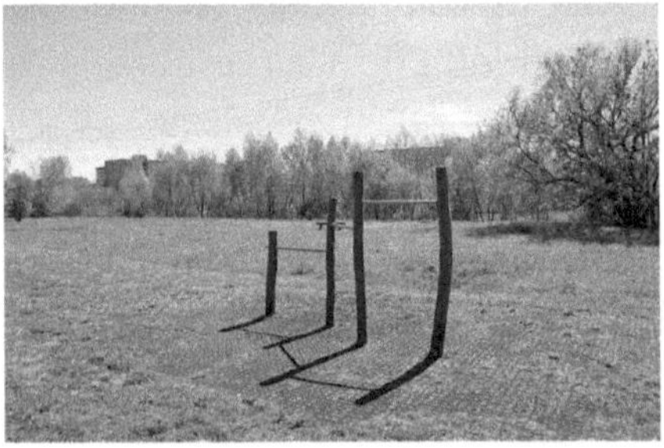

*Forma física* [i21]

**Bueno saber**

**Principios de economía del comportamiento**

Los principios de economía del comportamiento pueden ser utilizados en la deshabituación tabáquica para aumentar la motivación y influir positivamente en el comportamiento. Los sistemas de recompensa y los incentivos específicos pueden facilitar el camino hacia la abstinencia de tabaco.

## Calidad de vida después de dejar de fumar

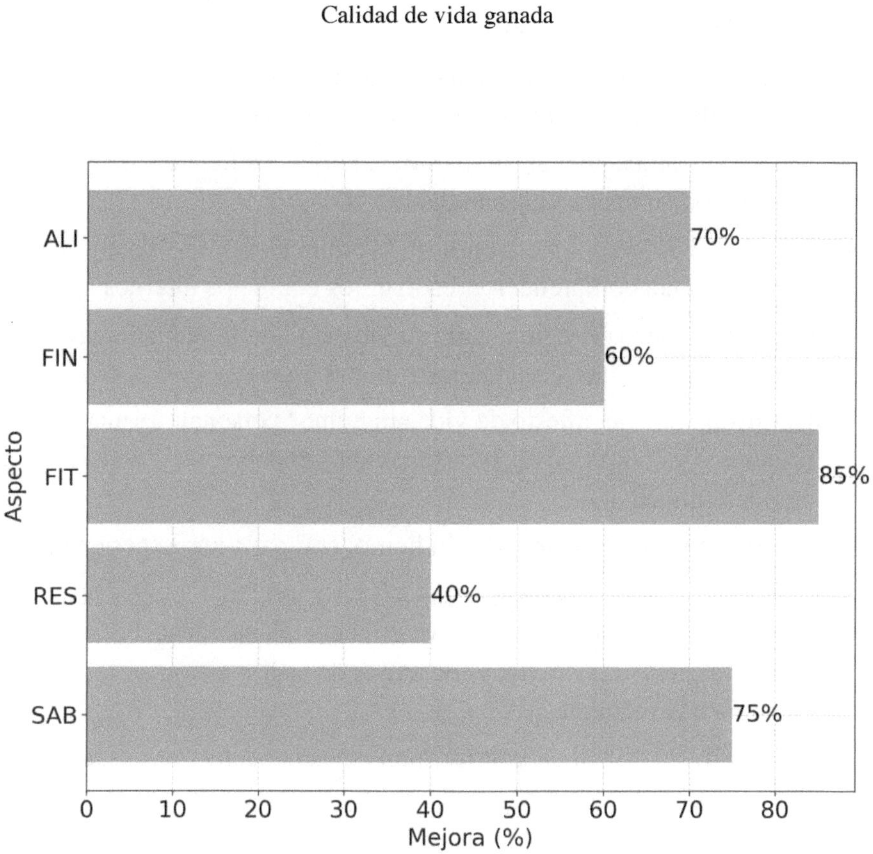


ALI: Aliento

FIN: Finanzas

FIT: Estado físico

RES: Respiración

SAB: Sabor

La calidad de vida mejora significativamente en varias áreas después de dejar de fumar. La mejora de la condición física es particularmente notable, seguida de la mejora de la respiración y el bienestar general. La mejora financiera también es notable, pero menos pronunciada que los beneficios para la salud.

**Consejos concretos**

- Desarrolle su lema personal para la vida después de fumar, que le recuerde su nueva libertad.
- Cree un "árbol de la vida" visual y anote en él los frutos de su libertad de fumar, como más energía o independencia financiera.
- Diseñe su "mapa de vida sin humo": marque los lugares que desea asociar con su nueva vida saludable.
- Escriba un diálogo ficticio entre su "yo fumador" y su "yo no fumador" para comprender y resolver los conflictos internos.
- Cree un "tablero de visión" para su vida sin humo: reúna imágenes, citas y símbolos que visualicen sus metas y deseos.
- Desarrolle un "manifiesto de vida sin humo" personal: formule sus principios y compromisos para una vida saludable y autodeterminada.
- Comparta su historia de vida sin humo: comparta sus experiencias y éxitos con otros e inspírelos.
- Encuentre su "canción sin humo": elija una pieza musical que asocie con sentimientos positivos y recuerdos de su liberación de la adicción a la nicotina.
- Desarrolle un "ritual de gratitud": anote cada noche tres cosas por las que esté agradecido en relación con su libertad de fumar.
- Cree un "lugar de poder" en la naturaleza: visite este lugar regularmente para recargar energías y fortalecer su conexión con la naturaleza.
- Conecte su libertad de fumar con un proyecto artístico: escriba un poema, pinte una imagen o componga una pieza musical que exprese su transformación.

**Revisión - 5. Libertad del tabaco sostenible**

Lograr una libertad sostenible del tabaco no se consigue solo con dejar de fumar, sino a través de un cambio integral en su estilo de vida y su autoimagen. El camino puede parecer desafiante, pero con las estrategias adecuadas y una actitud positiva, puede alcanzar sus objetivos y llevar una vida más saludable y plena. En primer lugar, es importante reconocer las primeras señales de advertencia de un posible retroceso. Preste atención a los cambios físicos y psicológicos, como un aumento del apetito, inquietud, así como a cambios sutiles en su estado de ánimo o su actitud hacia fumar. Analice sus situaciones de riesgo personales, como el estrés, eventos sociales o momentos del día específicos, y desarrolle planes de acción concretos para esos momentos. Un paseo relajante, una llamada a una persona de confianza o un ejercicio de atención plena pueden ayudarle a superar el deseo antes de que se produzca un retroceso.

El desarrollo de estrategias de emergencia individuales es crucial para el éxito a largo plazo. Elabore un plan de emergencia personal que contenga instrucciones de acción concretas para diversos desafíos. Piense en qué actividades le ayudan en situaciones emocionalmente difíciles, qué pensamientos le fortalecen cuando aumenta la presión de la adicción y qué personas puede contactar en caso de emergencia. Practique comportamientos alternativos para situaciones de alto riesgo. Por ejemplo, si estaba acostumbrado a fumar un cigarrillo después de comer, podría optar por beber una infusión de hierbas o comer una pieza de fruta. Evitar situaciones de alto riesgo y aplicar sus estrategias de emergencia aumentará sus posibilidades de mantenerse libre de tabaco de forma duradera.

Fortalezca su autoconfianza reconociendo y valorando conscientemente sus éxitos, sin importar cuán pequeños le parezcan. Cada día sin fumar, cada ataque de deseo superado es un paso en la dirección correcta. Recompénsese por sus progresos, documente sus éxitos en un diario o una aplicación y busque retroalimentación positiva de su entorno social. Desarrollar una nueva identidad como no fumador es una parte importante de este proceso. Rediseñe sus rutinas y hábitos, encuentre nuevas actividades que le brinden alegría y busque contactos sociales que apoyen su libertad de fumar. Los ejercicios de atención plena pueden ayudarle a agudizar su autopercepción y consolidar su nueva identidad.

El camino hacia una libertad sostenible del tabaco es un proceso individual que requiere tiempo, paciencia y compromiso. Habrá desafíos, pero no se desanime. Concéntrese en sus objetivos, utilice los recursos disponibles y siéntase orgulloso de cada paso que dé. Tiene el poder de cambiar su vida y llevar una vida más saludable y libre de humo. Invierta en usted mismo: ¡vale la pena!

**Ofertas adicionales gratuitas planificadas**

Nos complace poder ofrecerle en el futuro materiales complementarios gratuitos para este libro:

- Un capítulo bonus exclusivo con contenido adicional
- Un resumen compacto de todo el libro en formato PDF
- Una versión de radioteatro (En Planificación)

Se prevé que estos materiales se publiquen en 2025.
Le invitamos a visitar nuestro sitio web hoy mismo. Cuando se lance nuestro servicio de boletín (previsto para 2025), podrá registrarse para recibir actualizaciones y no perderse ninguna novedad sobre las ofertas adicionales gratuitas.

www.SaageBooks.com/es/dejar_de_fumar-bonus-2JRZH6

**Estimados lectores,**

Nos sentimos profundamente honrados de que hayan dedicado tiempo a leer nuestro libro de principio a fin. Nuestro mayor deseo es proporcionarles ideas valiosas y orientación práctica. Su confianza en nuestro trabajo significa mucho para nosotros. Esperamos que la lectura haya sido enriquecedora para ustedes. Si tienen alguna pregunta o sugerencia, no duden en contactarnos a través de nuestro sitio web.

Si han disfrutado de este libro, agradeceríamos enormemente una reseña honesta. Pueden dejar fácilmente su valoración honesta en la plataforma de venta donde compraron el libro.
¡Gracias por su apoyo!

**Bendis Saage**

Saage Media GmbH - Equipo

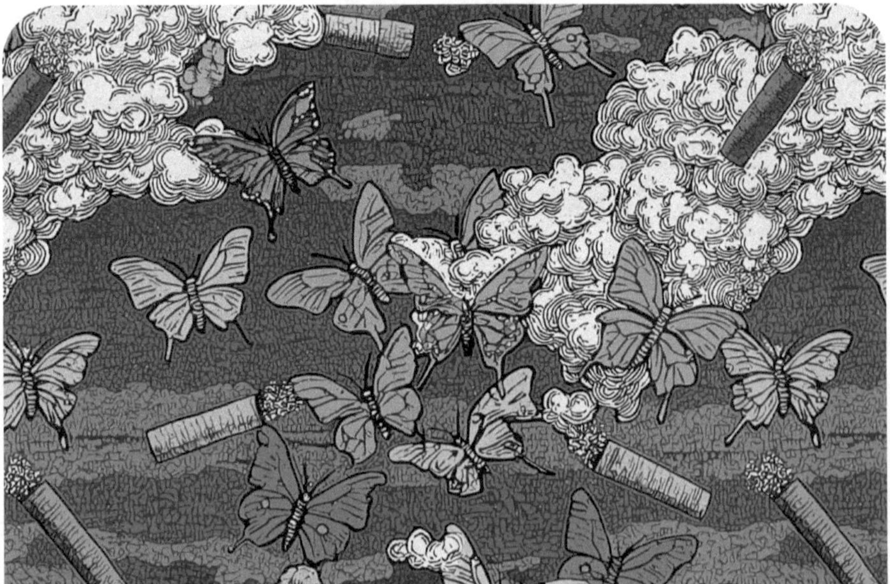

**www.SaageBooks.com/es**

¡Descubre más! Nuestro sitio web editorial te ofrece una variada selección de libros adicionales. Además de contenido gratuito y materiales exclusivos de bonificación, encontrarás información detallada sobre nuestras obras. Explora nuestra extensa oferta digital y déjate inspirar por experiencias adicionales de lectura.

www.SaageBooks.com/es

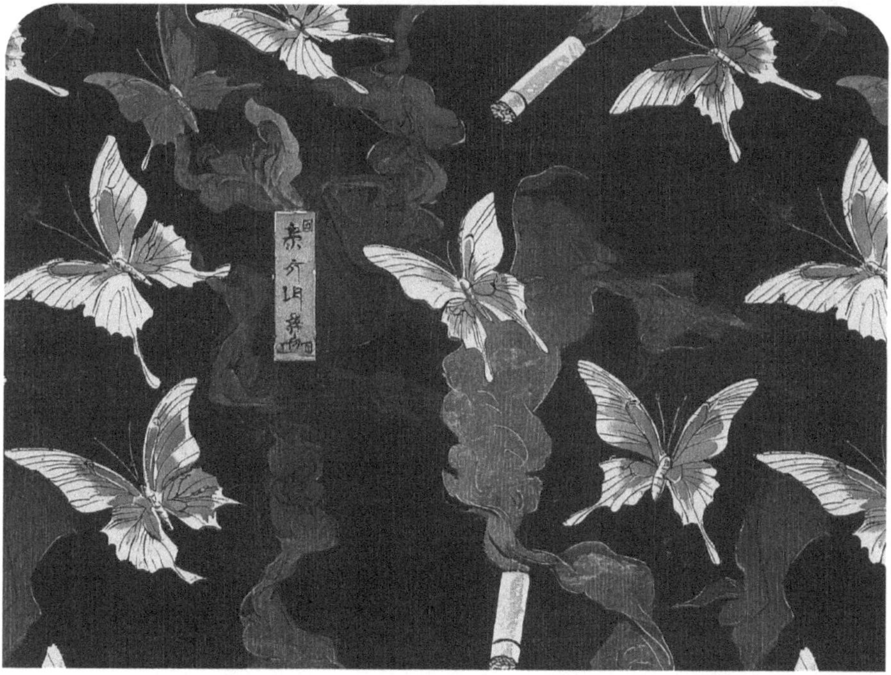

# Fuentes

**Nuestro sincero agradecimiento a todos los autores de las fuentes científicas y no científicas citadas, a los operadores de los sitios web referenciados y a los creadores de las imágenes, gráficos y estudios utilizados, cuyo valioso trabajo ha contribuido a la creación de este libro.**

Para más información, le recomendamos visitar los sitios web de las fuentes.

Si descubre errores de asignación u otras inconsistencias, por favor contáctenos.

Todas las fuentes fueron consultadas por última vez el: 2025-02-11


**[s1]** - https://pmc.ncbi.nlm.nih.gov/articles/PMC2946180/

| | | | |
|---|---|---|---|
| **Autor:** | Neal L Benowitz | **Título:** | Pharmacology of Nicotine: Addiction, Smoking-Induced Disease, and Therapeutics |
| **por:** | University of California, San Francisco | **DOI:** | 10.1146/annurev.pharmtox.48.113006.094742 |
| **Fecha:** | 2009 | **Sitio web:** | PubMed Central (PMC) |
| **Editorial:** | Annual review of pharmacology and toxicology | | |

**[s2]** - https://pmc.ncbi.nlm.nih.gov/articles/PMC2928221/

| | | | |
|---|---|---|---|
| **Autor:** | Neal L Benowitz | **Título:** | Nicotine Addiction |
| **por:** | University of California, San Francisco | **DOI:** | 10.1056/NEJMra0809890 |
| **Fecha:** | 2010 Jun 17 | **Sitio web:** | PubMed Central (PMC) |
| **Editorial:** | The New England journal of medicine | | |

**[s3]** - https://www.ncbi.nlm.nih.gov/books/NBK555599/

| | | | |
|---|---|---|---|
| **Autor:** | United States Public Health Service Office of the Surgeon General; National Center for Chronic Disease Prevention and Health Promotion ( US) Office on Smoking and Health | **Título:** | New Biological Insights into Smoking Cessation |
| **por:** | US Department of Health and Human Services | **Fecha:** | 2020 |
| **Sitio web:** | NCBI Bookshelf | **Editorial:** | US Department of Health and Human Services |

**[s4]** - https://pmc.ncbi.nlm.nih.gov/articles/PMC3025154/

| | | | |
|---|---|---|---|
| **Autor:** | R C Jiloha | **Título:** | Biological basis of tobacco addiction: Implications for smoking-cessation treatment |
| **por:** | Department of Psychiatry, G. B. Pant Hospital, Maulana Azad Medical College and University of Delhi, India | **DOI:** | 10.4103/0019-5545.74303 |
| **Fecha:** | 2010 Oct-Dec | **Sitio web:** | PubMed Central (PMC) |
| **Editorial:** | Indian Journal of Psychiatry | | |

**[s5]** - https://pmc.ncbi.nlm.nih.gov/articles/PMC7765398/

| | | | |
|---|---|---|---|
| **Autor:** | Laurie Zawertailo, Sophia Attwells, Wayne K deRuiter, Thao Lan Le, Danielle Dawson, Peter Selby | **Título:** | Food Addiction and Tobacco Use Disorder: Common Liability and Shared Mechanisms |
| **por:** | University of Toronto; Centre for Addiction and Mental Health | **DOI:** | 10.3390/nu12123834 |
| **Fecha:** | 2020 Dec 15 | **Sitio web:** | PubMed Central (PMC) |
| **Editorial:** | Nutrients | | |

**[s6]** - https://pubmed.ncbi.nlm.nih.gov/33716514/

| | | | |
|---|---|---|---|
| **Autor:** | Bucklin M | **Título:** | A 5-Factor Framework for Assessing Tobacco Use Disorder |
| **DOI:** | 10.1177/1179173X21998355 | **Fecha:** | 02/26/2021 |
| **Sitio web:** | PubMed | **Editorial:** | Tob Use Insights |

**[s7]** - https://pubmed.ncbi.nlm.nih.gov/10973935/

| | | | |
|---|---|---|---|
| **Autor:** | Quattrocki E; Baird A; Yurgelun-Todd D | **Título:** | Biological aspects of the link between smoking and depression |
| **Fecha:** | 2000 Sep | **Sitio web:** | PubMed |
| **Editorial:** | Harv Rev Psychiatry | | |

**[s8]** - https://pmc.ncbi.nlm.nih.gov/articles/PMC3188825/

| | | | |
|---|---|---|---|
| **Autor:** | Manoranjan S D'Souza, Athina Markou | **Título:** | Neuronal Mechanisms Underlying Development of Nicotine Dependence: Implications for Novel Smoking-Cessation Treatments |
| **por:** | University of California, San Diego | **Fecha:** | 2011 Jul |
| **Sitio web:** | PubMed Central (PMC) | **Editorial:** | Addiction Science & Clinical Practice |

**[s9]** - https://pmc.ncbi.nlm.nih.gov/articles/PMC3195407/

| | | | |
|---|---|---|---|
| **Autor:** | J Audrain-McGovern, NL Benowitz | **Título:** | Cigarette Smoking, Nicotine, and Body Weight |
| **DOI:** | 10.1038/clpt.2011.105 | **Fecha:** | 2011 Jun 1 |
| **Sitio web:** | PubMed Central (PMC) | **Editorial:** | Clinical pharmacology and therapeutics |

**[s10]** - https://pmc.ncbi.nlm.nih.gov/articles/PMC3025154/

| | | | |
|---|---|---|---|
| **Autor:** | R C Jiloha | **Título:** | Biological basis of tobacco addiction: Implications for smoking-cessation treatment |
| **por:** | Department of Psychiatry, G. B. Pant Hospital, Maulana Azad Medical College and University of Delhi, India | **DOI:** | 10.4103/0019-5545.74303 |
| **Fecha:** | 2010 Oct-Dec | **Sitio web:** | PubMed Central (PMC) |
| **Editorial:** | Indian Journal of Psychiatry | | |

**[s11]** - https://pmc.ncbi.nlm.nih.gov/articles/PMC2946180/

| | | | |
|---|---|---|---|
| **Autor:** | Neal L Benowitz | **Título:** | Pharmacology of Nicotine: Addiction, Smoking-Induced Disease, and Therapeutics |
| **por:** | University of California, San Francisco | **DOI:** | 10.1146/annurev.pharmtox.48.113006.094742 |
| **Fecha:** | 2009 | **Sitio web:** | PubMed Central (PMC) |
| **Editorial:** | Annual review of pharmacology and toxicology | | |

**[s12]** - https://pmc.ncbi.nlm.nih.gov/articles/PMC6162172/

| | | | |
|---|---|---|---|
| **Autor:** | Lea M Martin, Michael A Sayette | **Título:** | A Review of the Effects of Nicotine on Social Functioning |
| **por:** | University of Pittsburgh | **DOI:** | 10.1037/pha0000208 |
| **Fecha:** | 2018 Jun 28 | **Sitio web:** | PubMed Central (PMC) |
| **Editorial:** | Experimental and clinical psychopharmacology | | |

**[s13]** - https://nida.nih.gov/publications/research-reports/tobacco-nicotine-e-cigarettes/nicotine-addictive

| | | | |
|---|---|---|---|
| **Título:** | Tobacco, Nicotine, & E-Cigarettes | **por:** | National Institute on Drug Abuse ( NIDA) |
| **Sitio web:** | NIDA | **Editorial:** | NIDA |

**[s14]** - https://pmc.ncbi.nlm.nih.gov/articles/PMC5490618/

| | | | |
|---|---|---|---|
| **Autor:** | Robert West | **Título:** | Tobacco smoking: Health impact, prevalence, correlates and interventions |
| **por:** | Department of Behavioural Science and Health, University College London, London, UK | **DOI:** | 10.1080/08870446.2017.1325890 |
| **Fecha:** | 2017 May 28 | **Sitio web:** | PubMed Central (PMC) |
| **Editorial:** | Psychology & Health | | |

**[s15]** - https://pmc.ncbi.nlm.nih.gov/articles/PMC2897895/

| | | | |
|---|---|---|---|
| **Autor:** | R Kathryn McHugh, Bridget A Hearon, Michael W Otto | **Título:** | Cognitive-Behavioral Therapy for Substance Use Disorders |
| **por:** | Boston University | **DOI:** | 10.1016/j.psc.2010.04.012 |
| **Fecha:** | 2010 Sep | **Sitio web:** | PubMed Central (PMC) |

**[s16]** - https://pmc.ncbi.nlm.nih.gov/articles/PMC7611646/

| | | | |
|---|---|---|---|
| **Autor:** | Gemma MJ Taylor, Amanda L Baker, Nadine Fox, David S Kessler, Paul Aveyard, Marcus R Munafò | **Título:** | Addressing concerns about smoking cessation and mental health: theoretical review and practical guide for healthcare professionals |
| **DOI:** | 10.1192/bja.2020.52 | **Fecha:** | 2020 Sep 10 |
| **Sitio web:** | PubMed Central (PMC) | **Editorial:** | BJPsych advances |

**[s17]** - https://pmc.ncbi.nlm.nih.gov/articles/PMC8121093/

| | | | |
|---|---|---|---|
| **Autor:** | Gemma MJ Taylor, Nicola Lindson, Amanda Farley, Andrea Leinberger-Jabari, Katherine Sawyer, Rebecca te Water Naudé, Annika Theodoulou, Naomi King, Chloe Burke, Paul Aveyard | **Título:** | Smoking cessation for improving mental health |
| **por:** | National Center for Biotechnology Information (NCBI) | **DOI:** | 10.1002/14651858.CD013522.pub2 |
| **Fecha:** | 2021 Mar 9 | **Sitio web:** | PubMed Central (PMC) |
| **Editorial:** | The Cochrane Database of Systematic Reviews | | |

**[s18]** - https://pmc.ncbi.nlm.nih.gov/articles/PMC7647439/

| | | | |
|---|---|---|---|
| **Autor:** | Zev Schuman-Olivier, Marcelo Trombka, David A Lovas, Judson A Brewer, David R Vago, Richa Gawande, Julie P Dunne, Sara W Lazar, Eric B Loucks, Carl Fulwiler | **Título:** | Mindfulness and Behavior Change |
| **DOI:** | 10.1097/HRP.0000000000000277 | **Fecha:** | 2020 Nov 6 |
| **Sitio web:** | PMC (PubMed Central) | **Editorial:** | Harvard Review of Psychiatry |

**[s19]** - https://pmc.ncbi.nlm.nih.gov/articles/PMC11508344/

| | | | |
|---|---|---|---|
| **Autor:** | Julio A Camacho-Ruiz, Carmen M Galvez-Sánchez, Federica Galli, Rosa M Limiñana Gras | **Título:** | Patterns and Challenges in Help-Seeking for Addiction among Men: A Systematic Review |
| **por:** | PubMed Central (PMC) | **DOI:** | 10.3390/jcm13206086 |
| **Fecha:** | 2024 Oct 12 | **Sitio web:** | pmc.ncbi.nlm.nih.gov |
| **Editorial:** | Journal of Clinical Medicine | | |

**[s20]** - https://pmc.ncbi.nlm.nih.gov/articles/PMC10586544/

| | | | |
|---|---|---|---|
| **Título:** | Poster IANCONAocn 2022 | **por:** | National Center for Biotechnology Information (NCBI) |
| **DOI:** | 10.4103/0972-2327.383515 | **Fecha:** | 2023 Aug 4 |
| **Sitio web:** | PubMed Central (PMC) | **Editorial:** | Annals of Indian Academy of Neurology |

**[s21]** - https://pmc.ncbi.nlm.nih.gov/articles/PMC6609869/

| | | | |
|---|---|---|---|
| **Autor:** | J Hernigou, F Schuind | **Título:** | Tobacco and bone fractures: A review of the facts and issues that every orthopaedic surgeon should know |
| **DOI:** | 10.1302/2046-3758.86.BJR-2018-0344.R1 | **Fecha:** | 2019 Jul 5 |
| **Sitio web:** | PubMed Central (PMC) | **Editorial:** | Bone & Joint Research |

**[s22]** - https://pmc.ncbi.nlm.nih.gov/articles/PMC4241583/

| | | | |
|---|---|---|---|
| **Autor:** | Jodi C McDaniel, Kristine K Browning | **Título:** | Smoking, Chronic Wound Healing, and Implications for Evidence-Based Practice |
| **por:** | College of Nursing, The Ohio State University, Columbus. Clinical nursing College of Nursing, The Ohio State University, Columbus. | **DOI:** | 10.1097/WON.0000000000000057 |
| **Fecha:** | 2014 Sep-Oct | **Sitio web:** | PubMed Central (PMC) |
| **Editorial:** | Journal of wound, ostomy, and continence nursing : official publication of The Wound, Ostomy and Continence Nurses Society / WOCN | | |

**[s23]** - https://pmc.ncbi.nlm.nih.gov/articles/PMC4601132/

| | | | |
|---|---|---|---|
| **Autor:** | Rachna Begh, Nicola Lindson-Hawley, Paul Aveyard | **Título:** | Does reduced smoking if you can't stop make any difference? |
| **por:** | University of Oxford | **DOI:** | 10.1186/s12916-015-0505-2 |
| **Fecha:** | 2015 Oct 12 | **Sitio web:** | PubMed Central (PMC) |
| **Editorial:** | BMC Medicine | | |

**[s24]** - https://pmc.ncbi.nlm.nih.gov/articles/PMC3389568/

| | | | |
|---|---|---|---|
| **Autor:** | Jesse Oliver Tweed, Stanley H Hsia, Kabirullah Lutfy, Theodore C Friedman | **Título:** | The endocrine effects of nicotine and cigarette smoke |
| **por:** | PubMed Central (PMC) | **DOI:** | 10.1016/j.tem.2012.03.006 |
| **Fecha:** | 2012 May 2 | **Sitio web:** | PMC |
| **Editorial:** | Trends in Endocrinology and Metabolism | | |

**[s25]** - https://pmc.ncbi.nlm.nih.gov/articles/PMC9875717/

| | | | |
|---|---|---|---|
| **Autor:** | Sangeeta Gajendra, Scott McIntosh, Sucharu Ghosh | **Título:** | Effects of tobacco product use on oral health and the role of oral healthcare providers in cessation: A narrative review |
| **por:** | Eastman Institute for Oral Health, University of Rochester; Department of Public Health Sciences, University of Rochester; Arthur A. Dugoni School of Dentistry, University of the Pacific | **DOI:** | 10.18332/tid/157203 |
| **Fecha:** | 2023 Jan 25 | **Sitio web:** | PubMed Central (PMC) |
| **Editorial:** | Tobacco Induced Diseases | | |

**[s26]** - https://pmc.ncbi.nlm.nih.gov/articles/PMC10519547/

| | | | |
|---|---|---|---|
| **Autor:** | Mueataz A Mahyoub, Sarah Al-Qurmoti, Ayesha Akram Rai, Mustafa Abbas, Majed Jebril, Mohammed Alnaggar, Shuixiang He | **Título:** | Adverse physiological effects of smoking cessation on the gastrointestinal tract: A review |
| **por:** | PubMed Central (PMC) | **DOI:** | 10.1097/MD.0000000000035124 |
| **Fecha:** | 2023 Sep 22 | **Sitio web:** | PMC |
| **Editorial:** | Medicine | | |

**[s27]** - https://pmc.ncbi.nlm.nih.gov/articles/PMC3162229/

| | | | |
|---|---|---|---|
| **Autor:** | Geoffrey C Williams, Heather Patrick, Christopher P Niemiec, Richard M Ryan, Edward L Deci, Holly McGregor Lavigne | **Título:** | The Smoker's Health Project: A self-determination theory intervention to facilitate maintenance of tobacco abstinence |
| **DOI:** | 10.1016/j.cct.2011.03.002 | **Fecha:** | 2011 Mar 5 |
| **Sitio web:** | PubMed Central (PMC) | | |

**[s28]** - https://pmc.ncbi.nlm.nih.gov/articles/PMC7309212/

| | | | |
|---|---|---|---|
| **Autor:** | Federico Giulietti, Andrea Filipponi, Giulia Rosettani, Piero Giordano, Corrado Iacoacci, Francesco Spannella, Riccardo Sarzani | **Título:** | Pharmacological Approach to Smoking Cessation: An Updated Review for Daily Clinical Practice |
| **por:** | IRCCS INRCA, Ancona, Italy; Università Politecnica Delle Marche, Ancona, Italy | **DOI:** | 10.1007/s40292-020-00396-9 |
| **Fecha:** | 2020 Jun 23 | **Sitio web:** | PubMed Central (PMC) |
| **Editorial:** | High Blood Pressure & Cardiovascular Prevention | | |

**[s29]** - https://pmc.ncbi.nlm.nih.gov/articles/PMC6261256/

| | | | |
|---|---|---|---|
| **Autor:** | Sara Kalkhoran, Neal L Benowitz, Nancy A Rigotti | **Título:** | Prevention and Treatment of Tobacco Use: JACC Health Promotion Series |
| **DOI:** | 10.1016/j.jacc.2018.06.036 | **Fecha:** | 2018 Aug 28 |
| **Sitio web:** | PubMed Central (PMC) | **Editorial:** | Journal of the American College of Cardiology |

**[s30]** - https://pmc.ncbi.nlm.nih.gov/articles/PMC8121093/

| | | | |
|---|---|---|---|
| **Autor:** | Gemma MJ Taylor, Nicola Lindson, Amanda Farley, Andrea Leinberger-Jabari, Katherine Sawyer, Rebecca te Water Naudé, Annika Theodoulou, Naomi King, Chloe Burke, Paul Aveyard | **Título:** | Smoking cessation for improving mental health |
| **DOI:** | 10.1002/14651858.CD013522.pub2 | **Fecha:** | 2021 Mar 9 |
| **Sitio web:** | PubMed Central (PMC) | **Editorial:** | The Cochrane Database of Systematic Reviews |

**[s31]** - https://pmc.ncbi.nlm.nih.gov/articles/PMC6635501/

| | | | |
|---|---|---|---|
| **Autor:** | Caitlin Notley, Sarah Gentry, Jonathan Livingstone-Banks, Linda Bauld, Rafael Perera, Jamie Hartmann-Boyce | **Título:** | Incentives for smoking cessation |
| **DOI:** | 10.1002/14651858.CD004307.pub6 | **Fecha:** | 2019 Jul 17 |
| **Sitio web:** | PubMed Central (PMC) | **Editorial:** | The Cochrane Database of Systematic Reviews |

**[s32]** -
https://nida.nih.gov/publications/research-reports/tobacco-nicotine-e-cigarettes/what-are-treatments-tobacco-dependence

| | | | |
|---|---|---|---|
| **Título:** | What are Treatments for Tobacco Dependence? | **por:** | National Institute on Drug Abuse ( NIDA) |
| **Sitio web:** | NIDA | | |

**[s33]** - https://pubmed.ncbi.nlm.nih.gov/10681484/
**Autor:** Balfour D;Benowitz N;Fagerström K; Kunze M;Keil U
**Título:** Diagnosis and treatment of nicotine dependence with emphasis on nicotine replacement therapy. A status report
**DOI:** 10.1053/euhj.1999.1949
**Fecha:** 2000 Mar
**Sitio web:** PubMed
**Editorial:** Eur Heart J

---

**[s34]** - https://pubmed.ncbi.nlm.nih.gov/15023708/
**Autor:** Lerman C; Kaufmann V; Rukstalis M; Patterson F; Perkins K; Audrain-McGovern J; Benowitz N
**Título:** Individualizing nicotine replacement therapy for the treatment of tobacco dependence: a randomized trial
**DOI:** 10.7326/0003-4819-140-6-200403160-00009
**Fecha:** 03/16/2004
**Sitio web:** PubMed
**Editorial:** Ann Intern Med

---

**[s35]** - https://pubmed.ncbi.nlm.nih.gov/35584242/
**Autor:** Patel SY;Wayne GF;Progovac AM; Flores M;Moyer M;Mullin B;Levy D; Saloner B;Cook BL.
**Título:** Effects of Medicaid coverage on receipt of tobacco dependence treatment among Medicaid beneficiaries with substance use disorder - PubMed
**por:** PubMed
**DOI:** 10.1111/1475-6773.14007
**Fecha:** 2022 Dec
**Sitio web:** PubMed
**Editorial:** Health Serv Res

---

**[s36]** - https://pmc.ncbi.nlm.nih.gov/articles/PMC4824537/
**Autor:** Timothy B Baker, Megan E Piper, James H Stein, Stevens S Smith, Daniel M Bolt, David L Fraser, Michael C Fiore
**Título:** The Effects of the Nicotine Patch vs. Varenicline vs. Combination Nicotine Replacement Therapy on Smoking Cessation at 26 Weeks: A Randomized Controlled Trial
**por:** University of Wisconsin School of Medicine and Public Health
**DOI:** 10.1001/jama.2015.19284
**Fecha:** 2016 Jan 26
**Sitio web:** PubMed Central (PMC)
**Editorial:** JAMA

---

**[s37]** - https://pubmed.ncbi.nlm.nih.gov/32600406/
**Autor:** Zawertailo L;Hendershot CS;Tyndale RF;Le Foll B;Samokhvalov AV; Thorpe KE;Pipe A;Reid RD;Selby P.
**Título:** Personalized dosing of nicotine replacement therapy versus standard dosing for the treatment of individuals with tobacco dependence: study protocol for a randomized placebo-controlled trial
**DOI:** 10.1186/s13063-020-04532-7
**Fecha:** 06/29/2020
**Sitio web:** PubMed
**Editorial:** Trials

---

**[s38]** - https://pubmed.ncbi.nlm.nih.gov/15637394/
**Autor:** Lerman C, Patterson F, Berrettini W
**Título:** Treating tobacco dependence: state of the science and new directions
**por:** PubMed
**DOI:** 10.1200/JCO.2005.04.058
**Fecha:** 01/10/2005
**Sitio web:** PubMed
**Editorial:** J Clin Oncol

**[s39]** -
https://nida.nih.gov/publications/research-reports/tobacco-nicotine-e-cigarettes/what-are-treatments-tobacco-dependence

| | | | |
|---|---|---|---|
| **Título:** | What Are Treatments for Tobacco Dependence? | **por:** | National Institute on Drug Abuse (NIDA) |
| **Sitio web:** | nida.nih.gov | **Editorial:** | NIDA |

**[s40]** - https://pmc.ncbi.nlm.nih.gov/articles/PMC7073926/

| | | | |
|---|---|---|---|
| **Autor:** | Gemma M J Taylor, Taha Itani, Kyla H Thomas, Dheeraj Rai, Tim Jones, Frank Windmeijer, Richard M Martin, Marcus R Munafò, Neil M Davies, Amy E Taylor | **Título:** | Prescribing Prevalence, Effectiveness, and Mental Health Safety of Smoking Cessation Medicines in Patients With Mental Disorders |
| **por:** | University of Bristol | **DOI:** | 10.1093/ntr/ntz072 |
| **Fecha:** | 2019 Jul 10 | **Sitio web:** | PubMed Central (PMC) |
| **Editorial:** | Nicotine & Tobacco Research | | |

**[s41]** - https://pmc.ncbi.nlm.nih.gov/articles/PMC2518383/

| | | | |
|---|---|---|---|
| **Autor:** | Karl Fagerström, John Hughes | **Título:** | Varenicline in the treatment of tobacco dependence |
| **DOI:** | 10.2147/ndt.s927 | **Fecha:** | 2008 Apr |
| **Sitio web:** | PubMed Central (PMC) | **Editorial:** | Neuropsychiatric Disease and Treatment |

**[s42]** - https://pubmed.ncbi.nlm.nih.gov/24372901/

| | | | |
|---|---|---|---|
| **Autor:** | Kotz D, Brown J, West R | **Título:** | 'Real-world' effectiveness of smoking cessation treatments: a population study |
| **por:** | National Center for Biotechnology Information | **DOI:** | 10.1111/add.12429 |
| **Fecha:** | 2014 Mar | **Sitio web:** | PubMed |
| **Editorial:** | Addiction | | |

**[s43]** - https://dx.doi.org/10.15585/mmwr.mm7329a1

| | | | |
|---|---|---|---|
| **Autor:** | Brenna VanFrank | **Título:** | Adult Smoking Cessation — United States, 2022 |
| **por:** | Centers for Disease Control and Prevention (CDC) | **DOI:** | 10.15585/mmwr.mm7329a1 |
| **Fecha:** | July 25, 2024 | **Sitio web:** | MMWR (Morbidity and Mortality Weekly Report) |
| **Editorial:** | CDC | | |

**[s44]** - https://pmc.ncbi.nlm.nih.gov/articles/PMC6400424/

| | | | |
|---|---|---|---|
| **Autor:** | Eva AM van Eerd, Regina M van der Meer, Onno CP van Schayck, Daniel Kotz | **Título:** | Smoking cessation for people with chronic obstructive pulmonary disease |
| **DOI:** | 10.1002/14651858.CD010744.pub2 | **Fecha:** | 2016 Aug 20 |
| **Sitio web:** | PubMed Central (PMC) | **Editorial:** | The Cochrane Database of Systematic Reviews |

[s45] - https://pmc.ncbi.nlm.nih.gov/articles/PMC2946180/

| | | | |
|---|---|---|---|
| **Autor:** | Neal L Benowitz | **Título:** | Pharmacology of Nicotine: Addiction, Smoking-Induced Disease, and Therapeutics |
| **por:** | University of California, San Francisco | **DOI:** | 10.1146/annurev.pharmtox.48.113006.094742 |
| **Fecha:** | 2009 | **Sitio web:** | PubMed Central (PMC) |
| **Editorial:** | Annual review of pharmacology and toxicology | | |

[s46] - https://nida.nih.gov/publications/research-reports/tobacco-nicotine-e-cigarettes/what-are-treatments-tobacco-dependence

| | | | |
|---|---|---|---|
| **Título:** | What are Treatments for Tobacco Dependence? | **por:** | National Institute on Drug Abuse (NIDA) |
| **Sitio web:** | nida.nih.gov | | |

[s47] - https://nida.nih.gov/about-nida/noras-blog/2023/06/nida-supports-research-novel-approaches-smoking-cessation

| | | | |
|---|---|---|---|
| **Título:** | NIDA Supports Research on Novel Approaches to Smoking Cessation | **por:** | National Institute on Drug Abuse (NIDA) |
| **Fecha:** | June 2023 | **Sitio web:** | nida.nih.gov |
| **Editorial:** | National Institutes of Health (NIH) | | |

[s48] - https://pubmed.ncbi.nlm.nih.gov/35133411/

| | | | |
|---|---|---|---|
| **Autor:** | Rigotti NA; Kruse GR; Livingstone-Banks J; Hartmann-Boyce J | **Título:** | Treatment of Tobacco Smoking: A Review |
| **DOI:** | 10.1001/jama.2022.0395 | **Fecha:** | 02/08/2022 |
| **Sitio web:** | PubMed | **Editorial:** | JAMA |

[s49] - https://pmc.ncbi.nlm.nih.gov/articles/PMC6099309/

| | | | |
|---|---|---|---|
| **Autor:** | Chandni Hindocha, Tom P Freeman, Meryem Grabski, Jack B Stroud, Holly Crudgington, Alan C Davies, Ravi K Das, William Lawn, Celia J A Morgan, H Valerie Curran | **Título:** | Cannabidiol reverses attentional bias to cigarette cues in a human experimental model of tobacco withdrawal |
| **por:** | University College London, National Addiction Centre, Institute of Psychiatry, Psychology and Neuroscience, King's College London, School of Experimental Psychology, University of Bristol, Psychopharmacology and Addiction Research Centre, University of Exeter | **DOI:** | 10.1111/add.14243 |
| **Fecha:** | 2018 Jun 3 | **Sitio web:** | PubMed Central (PMC) |
| **Editorial:** | Addiction (Abingdon, England) | | |

**[s50]** - https://pmc.ncbi.nlm.nih.gov/articles/PMC7297086/

| | | | |
|---|---|---|---|
| **Autor:** | Jennifer B McClure, Jonathan Bricker, Kristin Mull, Jaimee L Heffner | **Título:** | Comparative Effectiveness of Group-Delivered Acceptance and Commitment Therapy versus Cognitive Behavioral Therapy for Smoking Cessation: A Randomized Controlled Trial |
| **por:** | Kaiser Permanente Washington Health Research Institute; Fred Hutchinson Cancer Research Center | **DOI:** | 10.1093/ntr/nty268 |
| **Fecha:** | 2018 Dec 19 | **Sitio web:** | PubMed Central (PMC) |
| **Editorial:** | Oxford University Press | | |

**[s51]** - https://pmc.ncbi.nlm.nih.gov/articles/PMC2666379/

| | | | |
|---|---|---|---|
| **Autor:** | Michael J Zvolensky, Sherry H Stewart, Anka A Vujanovic, Dubravka Gavric, Dan Steeves | **Título:** | Anxiety sensitivity and anxiety and depressive symptoms in the prediction of early smoking lapse and relapse during smoking cessation treatment |
| **DOI:** | 10.1093/ntr/ntn037 | **Fecha:** | 2009 Feb 23 |
| **Sitio web:** | PubMed Central (PMC) | **Editorial:** | Nicotine & Tobacco Research |

**[s52]** - https://pmc.ncbi.nlm.nih.gov/articles/PMC3910509/

| | | | |
|---|---|---|---|
| **Autor:** | Kenneth A Perkins, Caryn Lerman | **Título:** | AN EFFICIENT EARLY PHASE 2 PROCEDURE TO SCREEN MEDICATIONS FOR EFFICACY IN SMOKING CESSATION |
| **DOI:** | 10.1007/s00213-013-3364-6 | **Fecha:** | 2013 Dec 3 |
| **Sitio web:** | PubMed Central (PMC) | | |

**[s53]** - https://pmc.ncbi.nlm.nih.gov/articles/PMC7874528/

| | | | |
|---|---|---|---|
| **Autor:** | Christine Vinci | **Título:** | Cognitive Behavioral and Mindfulness-Based Interventions for Smoking Cessation: a Review of the Recent Literature |
| **por:** | Moffitt Cancer Center | **DOI:** | 10.1007/s11912-020-00915-w |
| **Fecha:** | 2020 May 16 | **Sitio web:** | PubMed Central (PMC) |
| **Editorial:** | Current oncology reports | | |

**[s54]** - https://pmc.ncbi.nlm.nih.gov/articles/PMC7263424/

| | | | |
|---|---|---|---|
| **Autor:** | Adrian R White, Hagen Rampes, Jian Ping Liu, Lindsay F Stead, John Campbell | **Título:** | Acupuncture and related interventions for smoking cessation |
| **DOI:** | 10.1002/14651858.CD000009.pub4 | **Fecha:** | 2014 Jan 23 |
| **Sitio web:** | PubMed Central (PMC) | **Editorial:** | The Cochrane Database of Systematic Reviews |

**[s55]** - https://www.ncbi.nlm.nih.gov/books/NBK64116/

| | | | |
|---|---|---|---|
| **Título:** | 4 Physical Detoxification Services for Withdrawal From Specific Substances | **por:** | Substance Abuse and Mental Health Services Administration (US) |
| **Fecha:** | 2006 | **Sitio web:** | NCBI Bookshelf |

**[s56]** - https://pmc.ncbi.nlm.nih.gov/articles/PMC6339342/

| | | | |
|---|---|---|---|
| **Autor:** | Mona Hersi, Gregory Traversy, Brett D Thombs, Andrew Beck, Becky Skidmore, Stéphane Groulx, Eddy Lang, Donna L Reynolds, Brenda Wilson, Steven L Bernstein, Peter Selby, Stephanie Johnson-Obaseki, Douglas Manuel, Smita Pakhale, Justin Presseau, Susan Courage, Brian Hutton, Beverley J Shea, Vivian Welch, Matt Morrow, Julian Little, Adrienne Stevens | **Título:** | Effectiveness of stop smoking interventions among adults: protocol for an overview of systematic reviews and an updated systematic review |
| **DOI:** | 10.1186/s13643-018-0928-x | **Fecha:** | 2019 Jan 19 |
| **Sitio web:** | PubMed Central (PMC) | **Editorial:** | Systematic Reviews |

**[s57]** - https://www.nccih.nih.gov/health/quitting-smoking

| | | | |
|---|---|---|---|
| **Título:** | Quitting Smoking With Complementary Health Approaches | **por:** | U.S. National Institutes of Health |
| **Sitio web:** | NCCIH | | |

**[s58]** - https://pmc.ncbi.nlm.nih.gov/articles/PMC10647068/

| | | | |
|---|---|---|---|
| **Autor:** | Chun-Li Lu, Xin-Yan Jin, Qian-Yun Wang, Xiao-Ying Chen, Ruo-Xiang Zheng, Chao-Jie Wang, Jing-Jing Jiang, Shu-Yu Qiao, Si-Hong Yang, Wei-Han Zhang, Si-Yi Chen, Jia-Xuan Li, Xue-Han Liu, Yu-Si Suo, Jian-Hua Wang, Xue Xue, Li-Rong Liang, Nicola Robinson, Jian-Ping Liu | **Título:** | Traditional Chinese medicine for smoking cessation: An umbrella review of systematic reviews and meta-analysis of randomized controlled trials |
| **DOI:** | 10.18332/tid/174090 | **Fecha:** | 2023 Nov 15 |
| **Sitio web:** | PubMed Central (PMC) | **Editorial:** | Tobacco Induced Diseases |

**[s59]** - https://pmc.ncbi.nlm.nih.gov/articles/PMC10624982/

| | | | |
|---|---|---|---|
| **Autor:** | Zhao Liu, Rui Qin, Xue-Jun Hu, Li-Jun Liu, Su-Qin Xu, Guo-Chao Shi, Hong Zhou, Jing Bai, Chun-Mei Zhang, Yong Qi, Wei Zhou, Shu-Hua Lan, Jin Tong, Tong-Sheng Su, Qiang Wang, Xin-Yan Yang, De-Jun Sun, Li-Ming Zhu, Xiao-Yang Chen, Hong Chen, Yu-Peng Xie, Zhi-Hua Xiao, Yan-Bin Chen, Bo Zhao, Qiu-Ge Wu, Wen-Li Chen, Dong-Yan Li, Hongbo Liu, An-Qi Cheng, Zi-Yang Cui, Liang Zhao, Jin-Xuan Li, Xiao-Wen Wei | **Título:** | Real-world tobacco cessation practice in China: findings from the prospective, nationwide multicenter China National Tobacco Cessation Cohort Study (CNTCCS) |
| **Sitio web:** | PMC | | |

**[s60]** -
https://nida.nih.gov/publications/research-reports/tobacco-nicotine-e-cigarettes/what-are-treatments-tobacco-dependence

| | | | |
|---|---|---|---|
| **Título:** | What Are Treatments for Tobacco Dependence? | **por:** | National Institute on Drug Abuse ( NIDA) |
| **Sitio web:** | nida.nih.gov | **Editorial:** | NIDA |

**[s61]** -
https://www.nccih.nih.gov/health/providers/digest/complementary-health-approaches-for-smoking-cessation-science

| | | | |
|---|---|---|---|
| **Título:** | Complementary Health Approaches for Smoking Cessation: What the Science Says | **por:** | National Center for Complementary and Integrative Health (NCCIH), NIH |
| **Sitio web:** | nccih.nih.gov | | |

**[s62]** - https://pmc.ncbi.nlm.nih.gov/articles/PMC3770754/

| | | | |
|---|---|---|---|
| **Autor:** | Laura Carim-Todd, Suzanne H Mitchell, Barry S Oken | **Título:** | Mind-body practices: an alternative, drug-free treatment for smoking cessation? A systematic review of the literature |
| **por:** | Oregon Health & Science University (OHSU) | **DOI:** | 10.1016/j.drugalcdep.2013.04.014 |
| **Fecha:** | 2013 May 8 | **Sitio web:** | PubMed Central (PMC) |
| **Editorial:** | Drug and alcohol dependence | | |

**[s63]** - https://pmc.ncbi.nlm.nih.gov/articles/PMC9009295/

| | | | |
|---|---|---|---|
| **Autor:** | Sarah Jackson, Jamie Brown, Emma Norris, Jonathan Livingstone-Banks, Emily Hayes, Nicola Lindson | **Título:** | Mindfulness for smoking cessation |
| **por:** | University College London, Brunel University London, Nuffield Department of Primary Care Health Sciences, University of Oxford, Centre for Behaviour Change | **DOI:** | 10.1002/14651858.CD013696.pub2 |
| **Fecha:** | 2022 Apr 14 | **Sitio web:** | PubMed Central (PMC) |
| **Editorial:** | The Cochrane Database of Systematic Reviews | | |

**[s64]** - https://pmc.ncbi.nlm.nih.gov/articles/PMC8121093/

| | | | |
|---|---|---|---|
| **Autor:** | Gemma MJ Taylor, Nicola Lindson, Amanda Farley, Andrea Leinberger-Jabari, Katherine Sawyer, Rebecca te Water Naudé, Annika Theodoulou, Naomi King, Chloe Burke, Paul Aveyard | **Título:** | Smoking cessation for improving mental health |
| **por:** | University of Bath, University of Oxford, University of Birmingham, New York University Abu Dhabi | **DOI:** | 10.1002/14651858.CD013522.pub2 |
| **Fecha:** | 2021 Mar 9 | **Sitio web:** | PubMed Central (PMC) |
| **Editorial:** | The Cochrane Database of Systematic Reviews | | |

**[s65]** -
https://nida.nih.gov/publications/research-reports/tobacco-nicotine-e-cigarettes/what-are-treatments-tobacco-dependence

| | | | |
|---|---|---|---|
| **Título:** | What Are Treatments for Tobacco Dependence? | **por:** | National Institute on Drug Abuse (NIDA) |
| **Sitio web:** | nida.nih.gov | **Editorial:** | National Institute on Drug Abuse (NIDA) |

**[s66]** - https://pmc.ncbi.nlm.nih.gov/articles/PMC7874528/

| | | | |
|---|---|---|---|
| **Autor:** | Christine Vinci | **Título:** | Cognitive Behavioral and Mindfulness-Based Interventions for Smoking Cessation: a Review of the Recent Literature |
| **por:** | Moffitt Cancer Center | **DOI:** | 10.1007/s11912-020-00915-w |
| **Fecha:** | 2020 May 16 | **Sitio web:** | PubMed Central (PMC) |
| **Editorial:** | Current oncology reports | | |

**[s67]** - https://www.ncbi.nlm.nih.gov/books/NBK63957/

| | | | |
|---|---|---|---|
| **Autor:** | Tobacco Use and Dependence Guideline Panel | **Título:** | Glossary - Treating Tobacco Use and Dependence: 2008 Update |
| **por:** | US Department of Health and Human Services | **Fecha:** | 2008/05 |
| **Sitio web:** | NCBI Bookshelf | **Editorial:** | US Department of Health and Human Services |

**[s68]** - https://pmc.ncbi.nlm.nih.gov/articles/PMC9009295/

| | | | |
|---|---|---|---|
| **Autor:** | Sarah Jackson, Jamie Brown, Emma Norris, Jonathan Livingstone-Banks, Emily Hayes, Nicola Lindson | **Título:** | Mindfulness for smoking cessation |
| **DOI:** | 10.1002/14651858.CD013696.pub2 | **Fecha:** | 2022 Apr 14 |
| **Sitio web:** | PubMed Central (PMC) | **Editorial:** | The Cochrane Database of Systematic Reviews |

**[s69]** - https://pmc.ncbi.nlm.nih.gov/articles/PMC6464070/

| | | | |
|---|---|---|---|
| **Autor:** | Lindsay F Stead, Allison J Carroll, Tim Lancaster | **Título:** | Group behaviour therapy programmes for smoking cessation |
| **por:** | University of Oxford, Nuffield Department of Primary Care Health Sciences; Northwestern University Feinberg School of Medicine, Department of Preventive Medicine | **DOI:** | 10.1002/14651858.CD001007.pub3 |
| **Fecha:** | 2017 Mar 31 | **Sitio web:** | PMC (PubMed Central) |
| **Editorial:** | The Cochrane Database of Systematic Reviews | | |

**[s70]** - https://pmc.ncbi.nlm.nih.gov/articles/PMC4562427/

| | | | |
|---|---|---|---|
| **Autor:** | Nancy A Rigotti | **Título:** | Strategies to Help a Smoker Who is Struggling to Quit |
| **DOI:** | 10.1001/jama.2012.13043 | **Fecha:** | 2012 Oct 17 |
| **Sitio web:** | PubMed Central (PMC) | **Editorial:** | JAMA |

[s71] - https://pmc.ncbi.nlm.nih.gov/articles/PMC6400424/

| | | | |
|---|---|---|---|
| **Autor:** | Eva AM van Eerd, Regina M van der Meer, Onno CP van Schayck, Daniel Kotz | **Título:** | Smoking cessation for people with chronic obstructive pulmonary disease |
| **por:** | CAPHRI School for Public Health and Primary Care, Maastricht University Medical Centre, Department of Family Medicine, Maastricht, Netherlands; Public Health Service of Haaglanden, Epidemiology, The Hague, Netherlands; Maastricht University (CAPHRI), Department of Family Medicine, Maastricht, Netherlands; Heinrich-Heine-University, Institute of General Practice, Addiction Research and Clinical Epidemiology, Medical Faculty, Düsseldorf, Germany | **DOI:** | 10.1002/14651858.CD010744.pub2 |
| **Fecha:** | 2016 Aug 20 | **Sitio web:** | PubMed Central (PMC) |
| **Editorial:** | The Cochrane Database of Systematic Reviews | | |

[s72] - https://pmc.ncbi.nlm.nih.gov/articles/PMC6819982/

| | | | |
|---|---|---|---|
| **Autor:** | Michael H Ussher, Guy E J Faulkner, Kathryn Angus, Jamie Hartmann-Boyce, Adrian H Taylor | **Título:** | Exercise interventions for smoking cessation |
| **DOI:** | 10.1002/14651858.CD002295.pub6 | **Fecha:** | 2019 Oct 30 |
| **Sitio web:** | PubMed Central (PMC) | **Editorial:** | The Cochrane Database of Systematic Reviews |

[s73] - https://pmc.ncbi.nlm.nih.gov/articles/PMC6464070/

| | | | |
|---|---|---|---|
| **Autor:** | Lindsay F Stead, Allison J Carroll, Tim Lancaster | **Título:** | Group behaviour therapy programmes for smoking cessation |
| **DOI:** | 10.1002/14651858.CD001007.pub3 | **Fecha:** | 2017 Mar 31 |
| **Sitio web:** | PubMed Central (PMC) | **Editorial:** | The Cochrane Database of Systematic Reviews |

[s74] - https://nida.nih.gov/publications/research-reports/tobacco-nicotine-e-cigarettes/what-are-treatments-tobacco-dependence

| | | | |
|---|---|---|---|
| **Título:** | What Are Treatments for Tobacco Dependence? | **por:** | National Institute on Drug Abuse (NIDA) |
| **Sitio web:** | National Institute on Drug Abuse (NIDA) | **Editorial:** | National Institutes of Health (NIH) |

**[s75]** - https://pmc.ncbi.nlm.nih.gov/articles/PMC8121093/

| | | | |
|---|---|---|---|
| **Autor:** | Gemma MJ Taylor, Nicola Lindson, Amanda Farley, Andrea Leinberger-Jabari, Katherine Sawyer, Rebecca te Water Naudé, Annika Theodoulou, Naomi King, Chloe Burke, Paul Aveyard | **Título:** | Smoking cessation for improving mental health |
| **por:** | National Center for Biotechnology Information (NCBI) | **DOI:** | 10.1002/14651858.CD013522.pub2 |
| **Fecha:** | 2021 Mar 9 | **Sitio web:** | PubMed Central (PMC) |
| **Editorial:** | The Cochrane Database of Systematic Reviews | | |

**[s76]** - https://pmc.ncbi.nlm.nih.gov/articles/PMC3304243/

| | | | |
|---|---|---|---|
| **Autor:** | Beth C Bock, Joseph L Fava, Ronnesia Gaskins, Kathleen M Morrow, David M Williams, Ernestine Jennings, Bruce M Becker, Geoffrey Tremont, Bess H Marcus | **Título:** | Yoga as a Complementary Treatment for Smoking Cessation in Women |
| **por:** | National Center for Biotechnology Information (NCBI) | **DOI:** | 10.1089/jwh.2011.2963 |
| **Fecha:** | 2012 Feb | **Sitio web:** | PubMed Central (PMC) |
| **Editorial:** | Journal of Women's Health | | |

**[s77]** - https://pmc.ncbi.nlm.nih.gov/articles/PMC2897895/

| | | | |
|---|---|---|---|
| **Autor:** | R Kathryn McHugh, Bridget A Hearon, Michael W Otto | **Título:** | Cognitive-Behavioral Therapy for Substance Use Disorders |
| **por:** | Boston University | **DOI:** | 10.1016/j.psc.2010.04.012 |
| **Fecha:** | 2010 Sep | **Sitio web:** | PubMed Central (PMC) |
| **Editorial:** | The Psychiatric clinics of North America | | |

**[s78]** - https://pmc.ncbi.nlm.nih.gov/articles/PMC3150158/

| | | | |
|---|---|---|---|
| **Autor:** | Debra Umberson, Jennifer Karas Montez | **Título:** | Social Relationships and Health: A Flashpoint for Health Policy |
| **por:** | National Center for Biotechnology Information (NCBI) | **DOI:** | 10.1177/0022146510383501 |
| **Fecha:** | 2010 | **Sitio web:** | PubMed Central (PMC) |
| **Editorial:** | Journal of health and social behavior | | |

**[s79]** - https://pmc.ncbi.nlm.nih.gov/articles/PMC4158844/

| | | | |
|---|---|---|---|
| **Autor:** | Dennis C Daley | **Título:** | Family and social aspects of substance use disorders and treatment |
| **por:** | Addiction Medicine Services, Western Psychiatric Institute and Clinic, Pittsburgh, PA, USA | **DOI:** | 10.1016/j.jfda.2013.09.038 |
| **Fecha:** | 2013 Dec | **Sitio web:** | PMC |
| **Editorial:** | Journal of food and drug analysis | | |

**[s80]** - https://www.ncbi.nlm.nih.gov/books/NBK585650/

| | | | |
|---|---|---|---|
| **Autor:** | Jorunn Drageset | **Título:** | Social Support |
| **por:** | National Center for Biotechnology Information (NCBI) | **DOI:** | 10.1007/978-3-030-63135-2_11 |
| **Fecha:** | 2021/03/12 | **Sitio web:** | NCBI Bookshelf |
| **Editorial:** | Springer | | |

**[s81]** - https://pmc.ncbi.nlm.nih.gov/articles/PMC3518627/

| | | | |
|---|---|---|---|
| **Autor:** | Rennie Negron, Anika Martin, Meital Almog, Amy Balbierz, Elizabeth A Howell | **Título:** | Social support during the postpartum period: Mothers' views on needs, expectations, and mobilization of support |
| **por:** | National Center for Biotechnology Information (NCBI) | **DOI:** | 10.1007/s10995-012-1037-4 |
| **Fecha:** | 2013 May | **Sitio web:** | PubMed Central (PMC) |
| **Editorial:** | Springer | | |

**[s82]** - https://pmc.ncbi.nlm.nih.gov/articles/PMC4869534/

| | | | |
|---|---|---|---|
| **Autor:** | Ann W Nguyen, Linda M Chatters, Robert Joseph Taylor, Dawne M Mouzon | **Título:** | Social Support from Family and Friends and Subjective Well-Being of Older African Americans |
| **DOI:** | 10.1007/s10902-015-9626-8 | **Fecha:** | 2015 Mar 15 |
| **Sitio web:** | PubMed Central (PMC) | **Editorial:** | Journal of happiness studies |

**[s83]** - https://pmc.ncbi.nlm.nih.gov/articles/PMC5104348/

| | | | |
|---|---|---|---|
| **Autor:** | Bridgette E Garrett, Shanta R Dube, Stephen Babb, Tim McAfee | **Título:** | Addressing the Social Determinants of Health to Reduce Tobacco-Related Disparities |
| **por:** | Office on Smoking and Health, Centers for Disease Control and Prevention, Atlanta, GA; Division of Epidemiology and Biostatistics, Georgia State University, Atlanta, GA | **DOI:** | 10.1093/ntr/ntu266 |
| **Fecha:** | 2014 Dec 16 | **Sitio web:** | PubMed Central (PMC) |

**[s84]** - https://pmc.ncbi.nlm.nih.gov/articles/PMC6612927/

| | | | |
|---|---|---|---|
| **Autor:** | Lionel Pourtau, Elise Martin, Gwenn Menvielle, Fabienne El Khoury-Lesueur, Maria Melchior | **Título:** | To smoke or not to smoke? A qualitative study among young adults |
| **DOI:** | 10.1016/j.pmedr.2019.100927 | **Fecha:** | 2019 Jun 22 |
| **Sitio web:** | PubMed Central (PMC) | **Editorial:** | Preventive Medicine Reports |

**[s85]** - https://pmc.ncbi.nlm.nih.gov/articles/PMC6486126/

| | | | |
|---|---|---|---|
| **Autor:** | Malgorzata M Bala, Lukasz Strzeszynski, Roman Topor-Madry | **Título:** | Mass media interventions for smoking cessation in adults |
| **DOI:** | 10.1002/14651858.CD004704.pub4 | **Fecha:** | 2017 Nov 21 |
| **Sitio web:** | PubMed Central (PMC) | **Editorial:** | The Cochrane Database of Systematic Reviews |

**[s86]** - https://www.ncbi.nlm.nih.gov/books/NBK99236/

| | | | |
|---|---|---|---|
| **Autor:** | National Center for Chronic Disease Prevention and Health Promotion ( US) Office on Smoking and Health | **Título:** | Social, Environmental, Cognitive, and Genetic Influences on the Use of Tobacco Among Youth |
| **por:** | Centers for Disease Control and Prevention (US) | **Fecha:** | 2012 |
| **Sitio web:** | NCBI Bookshelf | **Editorial:** | Centers for Disease Control and Prevention (US) |

**[s87]** - https://pmc.ncbi.nlm.nih.gov/articles/PMC6459678/

| | | | |
|---|---|---|---|
| **Autor:** | Julia N Soulakova, Chiung-Ya Tang, Selena A Leonardo, Lindsay A Taliaferro | **Título:** | Motivational Benefits of Social Support and Behavioural Interventions for Smoking Cessation |
| **por:** | University of Central Florida | **DOI:** | 10.1017/jsc.2017.26 |
| **Fecha:** | 2018 Jan 21 | **Sitio web:** | PubMed Central (PMC) |
| **Editorial:** | Cambridge University Press | | |

**[s88]** - https://pmc.ncbi.nlm.nih.gov/articles/PMC6720923/

| | | | |
|---|---|---|---|
| **Autor:** | Floor A van den Brand, Puck Nagtzaam, Gera E Nagelhout, Bjorn Winkens, Constant P van Schayck | **Título:** | The Association of Peer Smoking Behavior and Social Support with Quit Success in Employees Who Participated in a Smoking Cessation Intervention at the Workplace |
| **por:** | Maastricht University, IVO Research Institute, National Center for Biotechnology Information (NCBI), National Library of Medicine (NLM), National Institutes of Health (NIH), HHS, USA.gov | **DOI:** | 10.3390/ijerph16162831 |
| **Fecha:** | 2019 Aug 8 | **Sitio web:** | PubMed Central (PMC) |
| **Editorial:** | MDPI | | |

**[s89]** - https://pmc.ncbi.nlm.nih.gov/articles/PMC5052086/

| | | | |
|---|---|---|---|
| **Autor:** | Anne Saw, Debora Paterniti, Lei-Chun Fung, Janice Y Tsoh, Moon S Chen, Jr, Elisa Tong | **Título:** | Social Environmental Influences on Smoking and Cessation: Qualitative Perspectives among Chinese-Speaking Smokers and Nonsmokers in California |
| **DOI:** | 10.1007/s10903-016-0358-6 | **Fecha:** | 2017 Dec |
| **Sitio web:** | PubMed Central (PMC) | **Editorial:** | Journal of immigrant and minority health |

**[s90]** - https://pmc.ncbi.nlm.nih.gov/articles/PMC4511598/

| | | | |
|---|---|---|---|
| **Autor:** | Susan E Short, Stefanie Mollborn | **Título:** | Social Determinants and Health Behaviors: Conceptual Frames and Empirical Advances |
| **DOI:** | 10.1016/j.copsyc.2015.05.002 | **Fecha:** | 2015 Oct |
| **Sitio web:** | PubMed Central (PMC) | | |

**[s91]** - https://pmc.ncbi.nlm.nih.gov/articles/PMC3490871/

| | | | |
|---|---|---|---|
| **Autor:** | Wilma S Leslie, Preethi R Koshy, Mhairi Mackenzie, Heather M Murray, Susan Boyle, Michael EJ Lean, Andrew Walker, Catherine R Hankey | **Título:** | Changes in body weight and food choice in those attempting smoking cessation: a cluster randomised controlled trial |
| **DOI:** | 10.1186/1471-2458-12-389 | **Fecha:** | 2012 May 29 |
| **Sitio web:** | PubMed Central (PMC) | **Editorial:** | BMC Public Health |

**[s92]** - https://pubmed.ncbi.nlm.nih.gov/9863851/

| | | | |
|---|---|---|---|
| **Autor:** | Ornish D;Scherwitz LW;Billings JH; Brown SE;Gould KL;Merritt TA; Sparler S;Armstrong WT;Ports TA; Kirkeeide RL;Hogeboom C;Brand RJ. | **Título:** | Intensive lifestyle changes for reversal of coronary heart disease |
| **DOI:** | 10.1001/jama.280.23.2001 | **Fecha:** | 12/16/1998 |
| **Sitio web:** | PubMed | **Editorial:** | JAMA |

**[s93]** - https://pmc.ncbi.nlm.nih.gov/articles/PMC6125029/

| | | | |
|---|---|---|---|
| **Autor:** | Jenna Brinks, Amy Fowler, Barry A Franklin, Jassu Dulai | **Título:** | Lifestyle Modification in Secondary Prevention: Beyond Pharmacotherapy |
| **por:** | William Beaumont Hospital; Oakland University William Beaumont School of Medicine | **DOI:** | 10.1177/1559827616651402 |
| **Fecha:** | 2016 Jul 8 | **Sitio web:** | PubMed Central (PMC) |
| **Editorial:** | American Journal of Lifestyle Medicine | | |

**[s94]** - https://www.ncbi.nlm.nih.gov/books/NBK585052/

| | | | |
|---|---|---|---|
| **Autor:** | Richa Patel, Reddog E. Sina, Daniel Keyes | **Título:** | Lifestyle Modification for Diabetes and Heart Disease Prevention |
| **por:** | StatPearls Publishing | **Fecha:** | 2024/02/12 |
| **Sitio web:** | NCBI Bookshelf | **Editorial:** | StatPearls Publishing |

**[s95]** - https://pmc.ncbi.nlm.nih.gov/articles/PMC9736780/

| | | | |
|---|---|---|---|
| **Autor:** | Christoph Schäfer, Gernot Keyßer | **Título:** | Lifestyle Factors and Their Influence on Rheumatoid Arthritis: A Narrative Review |
| **DOI:** | 10.3390/jcm11237179 | **Fecha:** | 2022 Dec 2 |
| **Sitio web:** | PubMed Central (PMC) | **Editorial:** | Journal of Clinical Medicine |

**[s96]** - https://pmc.ncbi.nlm.nih.gov/articles/PMC2946180/

| | | | |
|---|---|---|---|
| **Autor:** | Neal L Benowitz | **Título:** | Pharmacology of Nicotine: Addiction, Smoking-Induced Disease, and Therapeutics |
| **por:** | University of California, San Francisco | **DOI:** | 10.1146/annurev.pharmtox.48.113006.094742 |
| **Fecha:** | 2009 | **Sitio web:** | PubMed Central (PMC) |
| **Editorial:** | Annual review of pharmacology and toxicology | | |

**[s97]** - https://pmc.ncbi.nlm.nih.gov/articles/PMC7849885/

| | | | |
|---|---|---|---|
| **Autor:** | Lieke Agathe Dieleman, Petra G van Peet, Hedwig M M Vos | **Título:** | Gender differences within the barriers to smoking cessation and the preferences for interventions in primary care a qualitative study using focus groups in The Hague, The Netherlands |
| **por:** | Department of Public Health and Primary Care, LUMC, Leiden, The Netherlands | **DOI:** | 10.1136/bmjopen-2020-042623 |
| **Fecha:** | 2021 Jan 29 | **Sitio web:** | PubMed Central (PMC) |
| **Editorial:** | BMJ Open | | |

**[s98]** - https://pmc.ncbi.nlm.nih.gov/articles/PMC6468133/

| | | | |
|---|---|---|---|
| **Autor:** | Alicia M Allen, Andrea H Weinberger, Reagan R Wetherill, Carol L Howe, Sherry A McKee | **Título:** | Oral Contraceptives and Cigarette Smoking: A Review of the Literature and Future Directions |
| **por:** | National Center for Biotechnology Information (NCBI) | **DOI:** | 10.1093/ntr/ntx258 |
| **Fecha:** | 2017 Nov 18 | **Sitio web:** | PMC (PubMed Central) |
| **Editorial:** | Oxford University Press | | |

**[s99]** - https://pmc.ncbi.nlm.nih.gov/articles/PMC10704195/

| | | | |
|---|---|---|---|
| **Autor:** | Samantha G Farris, Jacqueline E Smith, Dana R Steinberg, Brianna R Altman, Geralyn M Lambert-Messerlian, Shira I Dunsiger, David M Williams, Michael E Saladin, Ana M Abrantes | **Título:** | Methodological approach for an integrated female-specific study of anxiety and smoking comorbidity |
| **DOI:** | 10.3389/fpsyt.2023.1267753 | **Fecha:** | 2023 Nov 24 |
| **Sitio web:** | PubMed Central (PMC) | **Editorial:** | Frontiers in Psychiatry |

**[s100]** - https://pmc.ncbi.nlm.nih.gov/articles/PMC7914272/

| | | | |
|---|---|---|---|
| **Autor:** | Mariel S Bello, Madalyn M Liautaud, Julianne T De La Cerda, Raina D Pang, Lara A Ray, Jasjit A Ahluwalia, Adam M Leventhal | **Título:** | Association of Frequency of Perceived Exposure to Discrimination with Tobacco Withdrawal Symptoms and Smoking Lapse Behavior in African Americans |
| **DOI:** | 10.1111/add.15238 | **Fecha:** | 2020 Oct 1 |
| **Sitio web:** | PubMed Central (PMC) | | |

**[s101]** - https://pmc.ncbi.nlm.nih.gov/articles/PMC5453845/

| | | | |
|---|---|---|---|
| **Autor:** | Erika Litvin Bloom, Rena R Wing, Christopher W Kahler, J Kevin Thompson, Sari Meltzer, Jacki Hecht, Haruka Minami, Lawrence H Price, Richard A Brown | **Título:** | Distress Tolerance Treatment for Weight Concern in Smoking Cessation Among Women: The WE QUIT Pilot Study |
| **DOI:** | 10.1177/0145445516683500 | **Fecha:** | 2016 Dec 27 |
| **Sitio web:** | PubMed Central (PMC) | **Editorial:** | Behavior modification |

**[s102]** - https://pmc.ncbi.nlm.nih.gov/articles/PMC9139838/

| | | | |
|---|---|---|---|
| **Autor:** | Chin-Wei Kuo, Chung-Fu Lin, Chuan-Yu Chen, Ru-Hsueh Wang, Chieh-Ying Chou, Hsiang-Ju Cheng, Jin-Shang Wu, Chang-Wen Chen, Chi-Chang Shieh, Tsung Yu | **Título:** | Body-Weight Gain in Women During Smoking Cessation Is a Sex-Specific Predictor of 6-Month Abstinence: A Retrospective Cohort Study |
| **por:** | National Cheng Kung University | **DOI:** | 10.3389/fpubh.2022.872220 |
| **Fecha:** | 2022 May 13 | **Sitio web:** | PubMed Central (PMC) |
| **Editorial:** | Frontiers in Public Health | | |

**[s103]** - https://pmc.ncbi.nlm.nih.gov/articles/PMC3304243/

| | | | |
|---|---|---|---|
| **Autor:** | Beth C Bock, Joseph L Fava, Ronnesia Gaskins, Kathleen M Morrow, David M Williams, Ernestine Jennings, Bruce M Becker, Geoffrey Tremont, Bess H Marcus | **Título:** | Yoga as a Complementary Treatment for Smoking Cessation in Women |
| **por:** | National Center for Biotechnology Information (NCBI) | **DOI:** | 10.1089/jwh.2011.2963 |
| **Fecha:** | 2012 Feb | **Sitio web:** | PubMed Central (PMC) |
| **Editorial:** | Journal of Women's Health | | |

[s104] - https://pmc.ncbi.nlm.nih.gov/articles/PMC4008866/

| | | | |
|---|---|---|---|
| **Autor:** | Bonnie Spring, Neal Doran, Sherry Pagoto, Kristin Schneider, Regina Pingitore, Don Hedeker | **Título:** | Randomized Controlled Trial for Behavioral Smoking and Weight Control Treatment: Effect of Concurrent versus Sequential Intervention |
| **DOI:** | 10.1037/0022-006X.72.5.785 | **Fecha:** | 2004 Oct |
| **Sitio web:** | PubMed Central (PMC) | | |

[s105] - https://pmc.ncbi.nlm.nih.gov/articles/PMC2860740/

| | | | |
|---|---|---|---|
| **Autor:** | Marney A White, Carlos M Grilo, Stephanie S O'Malley, Marc N Potenza | **Título:** | Clinical Case Discussion: Binge Eating Disorder, Obesity and Tobacco Smoking |
| **por:** | Yale University School of Medicine, Child Study Center | **DOI:** | 10.1097/ADM.0b013e3181ce38c8 |
| **Fecha:** | 2010 Mar | **Sitio web:** | PubMed Central (PMC) |
| **Editorial:** | Journal of addiction medicine | | |

[s106] - https://pmc.ncbi.nlm.nih.gov/articles/PMC10858725/

| | | | |
|---|---|---|---|
| **Autor:** | Chidera N Onwuzo, John Olukorode, Walid Sange, Dolapo A Orimoloye, Chidinma Udojike, Lisa Omoragbon, Abdulraheem E Hassan, David M Falade, Raymond Omiko, Oluwatobi S Odunaike, Paul A Adams-Momoh, Ehizobhen Addeh, Somtochukwu Onwuzo, Urim Joseph-Erameh | **Título:** | A Review of Smoking Cessation Interventions: Efficacy, Strategies for Implementation, and Future Directions |
| **DOI:** | 10.7759/cureus.52102 | **Fecha:** | 2024 Jan 11 |
| **Sitio web:** | PubMed Central (PMC) | **Editorial:** | Cureus |

[s107] - https://www.ncbi.nlm.nih.gov/books/NBK99236/

| | | | |
|---|---|---|---|
| **Autor:** | National Center for Chronic Disease Prevention and Health Promotion ( US) Office on Smoking and Health | **Título:** | Social, Environmental, Cognitive, and Genetic Influences on the Use of Tobacco Among Youth |
| **por:** | Centers for Disease Control and Prevention (US) | **Fecha:** | 2012 |
| **Sitio web:** | NCBI Bookshelf | **Editorial:** | Centers for Disease Control and Prevention (US) |

[s108] - https://pmc.ncbi.nlm.nih.gov/articles/PMC5525143/

| | | | |
|---|---|---|---|
| **Autor:** | Kristi E Gamarel, Torsten B Neilands, Amy A Conroy, Samantha E Dilworth, Nadra Lisha, Jonelle M Taylor, Lynae A Darbes, Mallory O Johnson | **Título:** | A longitudinal study of persistent smoking among HIV-positive gay and bisexual men in primary relationships |
| **DOI:** | 10.1016/j.addbeh.2016.11.019 | **Fecha:** | 2016 Nov 18 |
| **Sitio web:** | PubMed Central (PMC) | **Editorial:** | Addictive behaviors |

[s109] - https://pmc.ncbi.nlm.nih.gov/articles/PMC6629417/

| | | | |
|---|---|---|---|
| **Autor:** | Kooi-Yau Chean, Lee Gan Goh, Kah-Weng Liew, Chia-Chia Tan, Xin-Ling Choi, Kean-Chye Tan, Siew-Ting Ooi | **Título:** | Barriers to smoking cessation: a qualitative study from the perspective of primary care in Malaysia |
| **DOI:** | 10.1136/bmjopen-2018-025491 | **Fecha:** | 2019 Jul 9 |
| **Sitio web:** | PubMed Central (PMC) | **Editorial:** | BMJ Open |

**[s110]** - https://pmc.ncbi.nlm.nih.gov/articles/PMC2826972/

| | | | |
|---|---|---|---|
| **Autor:** | David Kalman, Sun Kim, Gregory DiGirolamo, David Smelson, Douglas Ziedonis | **Título:** | Addressing tobacco use disorder in smokers in early remission from alcohol dependence: the case for integrating smoking cessation services in substance use disorder treatment programs |
| **por:** | University Of Massachusetts School of Medicine, College of the Holy Cross, Edith Nourse Memorial Veterans Administration Medical Center | **DOI:** | 10.1016/j.cpr.2009.08.009 |
| **Fecha:** | 2010 Feb | **Sitio web:** | PMC (PubMed Central) |

**[s111]** - https://pmc.ncbi.nlm.nih.gov/articles/PMC6686688/

| | | | |
|---|---|---|---|
| **Autor:** | Amanda C Blok, Rajani S Sadasivam, Daniel J Amante, Ariana Kamberi, Julie Flahive, Jeanne Morley, Joseph Conigliaro, Thomas K Houston | **Título:** | Gamification to Motivate the Unmotivated Smoker: The "Take a Break" Digital Health Intervention |
| **por:** | PubMed Central (PMC) | **DOI:** | 10.1089/g4h.2018.0076 |
| **Fecha:** | 2019 Aug 2 | **Sitio web:** | PMC |
| **Editorial:** | Games For Health Journal | | |

**[s112]** - https://pmc.ncbi.nlm.nih.gov/articles/PMC8122290/

| | | | |
|---|---|---|---|
| **Autor:** | Nikita B Rajani, Nikolaos Mastellos, Filippos T Filippidis | **Título:** | Self-Efficacy and Motivation to Quit of Smokers Seeking to Quit: Quantitative Assessment of Smoking Cessation Mobile Apps |
| **por:** | Department of Primary Care and Public Health, Imperial College London, London, United Kingdom | **DOI:** | 10.2196/25030 |
| **Fecha:** | 2021 Apr 30 | **Sitio web:** | PubMed Central (PMC) |
| **Editorial:** | JMIR mHealth and uHealth | | |

**[s113]** - https://pmc.ncbi.nlm.nih.gov/articles/PMC7309212/

| | | | |
|---|---|---|---|
| **Autor:** | Federico Giulietti, Andrea Filipponi, Giulia Rosettani, Piero Giordano, Corrado Iacoacci, Francesco Spannella, Riccardo Sarzani | **Título:** | Pharmacological Approach to Smoking Cessation: An Updated Review for Daily Clinical Practice |
| **DOI:** | 10.1007/s40292-020-00396-9 | **Fecha:** | 2020 Jun 23 |
| **Sitio web:** | PubMed Central (PMC) | | |

**[s114]** - https://pmc.ncbi.nlm.nih.gov/articles/PMC4553654/

| | | | |
|---|---|---|---|
| **Autor:** | Steven M Melemis | **Título:** | Relapse Prevention and the Five Rules of Recovery |
| **por:** | Modern Therapies, Toronto, Ontario, Canada | **Fecha:** | 2015 Sep 3 |
| **Sitio web:** | PubMed Central (PMC) | **Editorial:** | The Yale Journal of Biology and Medicine |

**[s115]** - https://pmc.ncbi.nlm.nih.gov/articles/PMC3829471/

| | | | |
|---|---|---|---|
| **Autor:** | Chad J Gwaltney, Jane Metrik, Christopher W Kahler, Saul Shiffman | **Título:** | Self-Efficacy and Smoking Cessation: A Meta-Analysis |
| **DOI:** | 10.1037/a0013529 | **Fecha:** | 2009 Mar |
| **Sitio web:** | PubMed Central (PMC) | | |

**[s116]** - https://pmc.ncbi.nlm.nih.gov/articles/PMC6819982/

| | | | |
|---|---|---|---|
| **Autor:** | Michael H Ussher, Guy E J Faulkner, Kathryn Angus, Jamie Hartmann-Boyce, Adrian H Taylor | **Título:** | Exercise interventions for smoking cessation |
| **DOI:** | 10.1002/14651858.CD002295.pub6 | **Fecha:** | 2019 Oct 30 |
| **Sitio web:** | PubMed Central (PMC) | **Editorial:** | The Cochrane Database of Systematic Reviews |

**[s117]** - https://pmc.ncbi.nlm.nih.gov/articles/PMC4535933/

| | | | |
|---|---|---|---|
| **Autor:** | N Herd, R Borland | **Título:** | The natural history of quitting smoking: findings from the International Tobacco Control (ITC) Four Country Survey |
| **DOI:** | 10.1111/j.1360-0443.2009.02731.x | **Fecha:** | 2009 Dec |
| **Sitio web:** | PubMed Central (PMC) | | |

**[s118]** - https://pmc.ncbi.nlm.nih.gov/articles/PMC6372978/

| | | | |
|---|---|---|---|
| **Autor:** | Jonathan Livingstone-Banks, Emma Norris, Jamie Hartmann-Boyce, Robert West, Martin Jarvis, Peter Hajek | **Título:** | Relapse prevention interventions for smoking cessation |
| **por:** | University of Oxford, Nuffield Department of Primary Care Health Sciences, Oxford, UK; University College London, Centre for Behaviour Change, London, UK; University College London, Department of Behavioural Science and Health, London, UK; University College London, Health Behavior Research Centre of Cancer Research UK, Department of Epidemiology and Public Health, London, UK; Barts & The London School of Medicine and Dentistry, Queen Mary University of London, Wolfson Institute of Preventive Medicine, London, UK | **DOI:** | 10.1002/14651858.CD003999.pub5 |
| **Fecha:** | 2019 Feb 13 | **Sitio web:** | PubMed Central (PMC) |
| **Editorial:** | The Cochrane Database of Systematic Reviews | | |

**[s119]** - https://pmc.ncbi.nlm.nih.gov/articles/PMC4014029/

| | | | |
|---|---|---|---|
| **Autor:** | James Bell (Kings Health Partners, London, SE5 8RS, UK) | **Título:** | Pharmacological maintenance treatments of opiate addiction |
| **DOI:** | 10.1111/bcp.12051 | **Fecha:** | 2014 Jan 22 |
| **Sitio web:** | PubMed Central (PMC) | **Editorial:** | British Journal of Clinical Pharmacology |

**[s120]** - https://pmc.ncbi.nlm.nih.gov/articles/PMC7647439/

| | | | |
|---|---|---|---|
| **Autor:** | Zev Schuman-Olivier, Marcelo Trombka, David A Lovas, Judson A Brewer, David R Vago, Richa Gawande, Julie P Dunne, Sara W Lazar, Eric B Loucks, Carl Fulwiler | **Título:** | Mindfulness and Behavior Change |
| **DOI:** | 10.1097/HRP.0000000000000277 | **Fecha:** | 2020 Nov 6 |
| **Sitio web:** | PMC (PubMed Central) | **Editorial:** | Harvard Review of Psychiatry |

**[s121]** - https://pmc.ncbi.nlm.nih.gov/articles/PMC7647439/

| | | | |
|---|---|---|---|
| **Autor:** | Zev Schuman-Olivier, Marcelo Trombka, David A Lovas, Judson A Brewer, David R Vago, Richa Gawande, Julie P Dunne, Sara W Lazar, Eric B Loucks, Carl Fulwiler | **Título:** | Mindfulness and Behavior Change |
| **DOI:** | 10.1097/HRP.0000000000000277 | **Fecha:** | 2020 Nov 6 |
| **Sitio web:** | PMC (PubMed Central) | | |

**[s122]** - https://pmc.ncbi.nlm.nih.gov/articles/PMC3646290/

| | | | |
|---|---|---|---|
| **Autor:** | Surbhi Khanna, Jeffrey M Greeson | **Título:** | A Narrative Review of Yoga and Mindfulness as Complementary Therapies for Addiction |
| **DOI:** | 10.1016/j.ctim.2013.01.008 | **Fecha:** | 2013 Feb 23 |
| **Sitio web:** | PubMed Central (PMC) | **Editorial:** | Complementary therapies in medicine |

**[s123]** - https://pmc.ncbi.nlm.nih.gov/articles/PMC11483257/

| | | | |
|---|---|---|---|
| **Autor:** | Luz Adriana Bustamante Perez, Lucia Romo, Oulmann Zerhouni | **Título:** | Feasibility and Engagement of a Mobile App Preparation Program ( Kwit) for Smoking Cessation in an Ecological Context: Quantitative Study |
| **por:** | University of Paris Nanterre; Inserm- Le Centre de Recherche en Epidé miologie et Santé des Populations; Université de Rouen | **DOI:** | 10.2196/51025 |
| **Fecha:** | 2024 Oct 2 | **Sitio web:** | PubMed Central (PMC) |
| **Editorial:** | JMIR mHealth and uHealth | | |

**[s124]** - https://pmc.ncbi.nlm.nih.gov/articles/PMC6635501/

| | | | |
|---|---|---|---|
| **Autor:** | Caitlin Notley, Sarah Gentry, Jonathan Livingstone-Banks, Linda Bauld, Rafael Perera, Jamie Hartmann-Boyce | **Título:** | Incentives for smoking cessation |
| **por:** | National Center for Biotechnology Information (NCBI) | **DOI:** | 10.1002/14651858.CD004307.pub6 |
| **Fecha:** | 2019 Jul 17 | **Sitio web:** | PubMed Central (PMC) |
| **Editorial:** | The Cochrane Database of Systematic Reviews | | |

**[s125]** - https://pmc.ncbi.nlm.nih.gov/articles/PMC7647439/

| | | | |
|---|---|---|---|
| **Autor:** | Zev Schuman-Olivier, Marcelo Trombka, David A Lovas, Judson A Brewer, David R Vago, Richa Gawande, Julie P Dunne, Sara W Lazar, Eric B Loucks, Carl Fulwiler | **Título:** | Mindfulness and Behavior Change |
| **DOI:** | 10.1097/HRP.0000000000000277 | **Fecha:** | 2020 Nov 6 |
| **Sitio web:** | PMC | | |

**[s126]** - https://pmc.ncbi.nlm.nih.gov/articles/PMC10291338/

**Autor:** Rayyan Zafar, Maxim Siegel, Rebecca Harding, Tommaso Barba, Claudio Agnorelli, Shayam Suseelan, Leor Roseman, Matthew Wall, David John Nutt, David Erritzoe
**Título:** Psychedelic therapy in the treatment of addiction: the past, present and future
**por:** Centre for Psychedelic Research, Department of Brain Sciences, Faculty of Medicine, Imperial College London; Neuropsychopharmacology Unit, Department of Brain Sciences, Faculty of Medicine, Imperial College London; Clinical Psychopharmacology Unit, University College London; Invicro, London
**DOI:** 10.3389/fpsyt.2023.1183740
**Fecha:** 2023 Jun 12
**Sitio web:** PubMed Central (PMC)
**Editorial:** Frontiers in Psychiatry

---

**[s127]** - https://pmc.ncbi.nlm.nih.gov/articles/PMC6941891/

**Autor:** Mieke Beth Thomeer, Elaine Hernandez, Debra Umberson, Patricia A Thomas
**Título:** Influence of Social Connections on Smoking Behavior across the Life Course
**DOI:** 10.1016/j.alcr.2019.100294
**Fecha:** 2019 Jul 2
**Sitio web:** PubMed Central (PMC)

---

**[s128]** - https://pmc.ncbi.nlm.nih.gov/articles/PMC6134402/

**Autor:** Albert J Burgess-Hull, Linda J Roberts, Megan E Piper, Timothy B Baker
**Título:** The Social Networks of Smokers Attempting to Quit: An Empirically Derived and Validated Classification
**por:** University of Wisconsin-Madison
**DOI:** 10.1037/adb0000336
**Fecha:** 2017 Dec 18
**Sitio web:** PubMed Central (PMC)

---

**[s129]** - https://pmc.ncbi.nlm.nih.gov/articles/PMC7043392/

**Autor:** Aimee Grant, Melanie Morgan, Dunla Gallagher, Dawn Mannay
**Título:** Smoking during pregnancy, stigma and secrets: Visual methods exploration in the UK
**por:** Qualitative Research Group, Centre for Trials Research, Cardiff University; Centre for Public Health, Institute of Clinical Sciences, Queen's University Belfast; School of Social Sciences, Cardiff University
**DOI:** 10.1016/j.wombi.2018.11.012
**Fecha:** 2020 Feb
**Sitio web:** PubMed Central (PMC)

**[s130]** - https://pmc.ncbi.nlm.nih.gov/articles/PMC10552951/

| | | | |
|---|---|---|---|
| **Autor:** | Brian P Jenssen, Robert Schnoll, Rinad S Beidas, Justin Bekelman, Anna-Marika Bauer, Sarah Evers-Casey, Tierney Fisher, Callie Scott, Jody Nicoloso, Peter Gabriel, David A Asch, Alison M Buttenheim, Jessica Chen, Julissa Melo, Dwayne Grant, Michael Horst, Randall Oyer, Lawrence N Shulman, Alicia BW Clifton, Adina Lieberman, Tasnim Salam, Katharine A Rendle, Krisda H Chaiyachati, Rachel C Shelton, Oluwadamilola Fayanju, E Paul Wileyto, Sue Ware, Daniel Blumenthal, Daniel Ragusano, Frank T Leone | **Título:** | Cluster Randomized Pragmatic Clinical Trial Testing Behavioral Economic Implementation Strategies to Improve Tobacco Treatment for Patients With Cancer Who Smoke |
| **DOI:** | 10.1200/JCO.23.00355 | **Fecha:** | 2023 Jul 19 |
| **Sitio web:** | PubMed Central (PMC) | **Editorial:** | Journal of Clinical Oncology |

# Fuentes de imágenes

Las imágenes no listadas son de creación propia o fueron adquiridas con la licencia correspondiente. Todos los derechos están reservados para estas imágenes.

Para todas las demás imágenes listadas aquí:
Ninguna de las imágenes fue modificada, solo se ajustó la resolución. En la versión eBook, las imágenes se compilaron en collages numerados. Todas las imágenes permanecen sujetas a su licencia original y se utilizan de acuerdo con sus respectivos términos de licencia. Si descubre errores de atribución u otras discrepancias, contáctenos.

Fecha de la revisión final de la imagen: 2025-02-11.

## Licencia utilizada

CC0 http://creativecommons.org/publicdomain/zero/1.0/deed.en

## Créditos de imágenes

**[i1]** - 001_001_001_image_dopamin.jpeg
https://upload.wikimedia.org/wikipedia/commons/d/d1/Dopamine-3D-struct.png

| | | | |
|---|---|---|---|
| **Date:** | 22 September 2009 | **por:** | File Upload Bot (Magnus Manske) |
| **Artista:** | Chemgirl131 | **License:** | Public domain |

**[i2]** - 001_001_003_image_acetylcholinrezeptor.jpeg
https://upload.wikimedia.org/wikipedia/commons/3/38/Muscarinic_acetylcholine_receptor_M2-3UON.png

| | | | |
|---|---|---|---|
| **Date:** | 2012-02-16 | **por:** | Takuma-sa |
| **License:** | CC0 | | |

**[i3]** - 001_002_002_image_achtsamkeit.jpeg
https://upload.wikimedia.org/wikipedia/commons/c/c1/School_children_meditating.jpg

| | | | |
|---|---|---|---|
| **Date:** | 2014-10-13 | **por:** | Farang Rak Tham |
| **Artista:** | Kochphon (Honey) Onshawee | **License:** | CC0 |

**[i4]** - 001_002_003_image_entspannung.jpeg
https://upload.wikimedia.org/wikipedia/commons/6/61/Relaxation_In_Nature_%28Unsplash%29.jpg

| | | | |
|---|---|---|---|
| **Date:** | 2017-05-01 | **por:** | Fæ |
| **Artista:** | brookecagle | **License:** | CC0 |

**[i5]** - 001_002_003_image_gehirn.jpeg
https://upload.wikimedia.org/wikipedia/commons/5/50/Computed_tomography_of_human_brain_-_large.png

| | | | |
|---|---|---|---|
| **Date:** | Uploaded | **por:** | Shashi. |
| **Artista:** | Mikael Häggström | **License:** | CC0 |

**[i6]** - 001_002_003_image_stress.jpeg
https://upload.wikimedia.org/wikipedia/commons/6/62/Canva_-_Woman_Feeling_Emotional_Stress.jpg

| | | | |
|---|---|---|---|
| **Date:** | 2016-07-04 | **por:** | Carovinc2 |
| **Artista:** | MismibaTinasheMadando | **License:** | CC0 |

**[i7]** - 001_003_001_image_kohlenmonoxid.jpeg
https://upload.wikimedia.org/wikipedia/commons/a/a7/Carbon-monoxide-3D-vdW.png

| | | | |
|---|---|---|---|
| **Date:** | 2007-05-05 | **por:** | Benjah-bmm27 |
| **License:** | Public domain | | |

**[i8]** - 002_001_003_image_johanniskraut.jpeg
https://upload.wikimedia.org/wikipedia/commons/6/68/Hypericum_perforatum%2C_2023-06-20%2C_South_Side%2C_01.jpg

| | | | |
|---|---|---|---|
| **Date:** | 2023-06-20 | **por:** | Cbaile19 |
| **License:** | CC0 | | |

**[i9]** - 002_002_003_image_hypnose.jpeg
https://upload.wikimedia.org/wikipedia/commons/c/c6/Hypnotic-spiral.jpg

| | | | |
|---|---|---|---|
| **Date:** | 2011-03-13 | **por:** | Lawrencedwolf |
| **License:** | CC0 | | |

**[i10]** - 002_003_001_image_ohrmuschel.jpeg
https://upload.wikimedia.org/wikipedia/commons/9/9a/Closeup_of_a_human_ear.jpg

| | | | |
|---|---|---|---|
| **Date:** | 2009 | **por:** | Matanya |
| **Artista:** | he:משתמש:אנדר-ויק | **License:** | Public domain |

**[i11]** - 002_003_001_image_serotonin.jpeg
https://upload.wikimedia.org/wikipedia/commons/f/fa/Serotonin-3D-vdW.png

| | | | |
|---|---|---|---|
| **Date:** | 2010-01-02 | **por:** | Esquilo |
| **License:** | Public domain | | |

**[i12]** - 003_001_002_image_meditation.jpeg
https://upload.wikimedia.org/wikipedia/commons/0/00/Meditation_Focus_Point.jpg

| | | | |
|---|---|---|---|
| **Date:** | 2024-12-12 | **por:** | Bondigoldwiki |
| **License:** | CC0 | | |

**[i13]** - 003_003_001_image_gemuese.jpeg
https://upload.wikimedia.org/wikipedia/commons/9/97/Child_working_selling_vegetables_in_downtown_Maracaibo.jpg

| | | | |
|---|---|---|---|
| **Date:** | 2013-03-16 | **por:** | Wilfredor |
| **License:** | CC0 | | |

**[i14]** - 003_003_001_image_nuesse.jpeg
https://upload.wikimedia.org/wikipedia/commons/a/ae/Pecans%2C_hazelnuts%2C_walnuts%2C_almonds%2C_Brazil_nuts_on_a_table_with_logs_2.jpg

| | | | |
|---|---|---|---|
| **Date:** | 2016-12-22 | **por:** | Baileynorwood |
| **License:** | CC0 | | |

**[i15]** - 003_003_001_image_obst.jpeg
https://upload.wikimedia.org/wikipedia/commons/e/e0/Citrus_fruits.jpg

| | | | |
|---|---|---|---|
| **Date:** | 2005-01-15 | **por:** | MarkSweep |
| **Artista:** | Scott Bauer, USDA | **License:** | Public domain |

**[i16]** - 003_003_002_image_radfahren.jpeg
https://upload.wikimedia.org/wikipedia/commons/0/05/Military_cyclists_in_pace_line.jpg

| | | | |
|---|---|---|---|
| **Date:** | Taken | **por:** | Pimlottc |
| **Artista:** | Airman Nathan Doza | **License:** | Public domain |

**[i17]** - 004_002_002_image_selbstbild.jpeg
https://upload.wikimedia.org/wikipedia/commons/f/f0/Smoking_in_Iran_04.jpg

| | | | |
|---|---|---|---|
| **Date:** | 2020-05-28 | **por:** | Mostafameraji |
| **License:** | CC0 | | |

**[i18]** - 004_003_001_image_entspannungstechniken.jpeg
https://upload.wikimedia.org/wikipedia/commons/8/86/750x500px_photo_10.jpg

| | | | |
|---|---|---|---|
| **Date:** | 2022-09-23 | **por:** | Resimi |
| **Artista:** | Unknown authorUnknown author | **License:** | CC0 |

**[i19]** - 004_003_002_image_suchterkrankungen.jpeg
https://upload.wikimedia.org/wikipedia/commons/5/55/Addiction_to_Medication.jpg

| | | | |
|---|---|---|---|
| **Date:** | 2014-03-02 | **por:** | Tulsi |
| **Artista:** | guvo59 | **License:** | CC0 |

**[i20]** - 005_002_002_image_atemtechniken.jpeg
https://upload.wikimedia.org/wikipedia/commons/9/94/USMC_Wounded_Warrior_Regiment_Warrior_Athlete_Reconditioning_Program_Swim_Camp_130717-M-DE387-077.jpg

| | | | |
|---|---|---|---|
| **Date:** | Taken | **por:** | Fæ |
| **Artista:** | Capt. Ryan Powell | **License:** | Public domain |

**[i21]** - 005_003_003_image_fitness.jpeg
https://upload.wikimedia.org/wikipedia/commons/d/db/Outdoor-Fitness_in_Berlin-Marzahn_%28Stangen_f%C3%BCr_Australian_Pull_Ups%29_an_der_Neue_Wuhle.jpg

| | | | |
|---|---|---|---|
| **Date:** | 2021-05-09 | **por:** | Singlespeedfahrer |
| **License:** | CC0 | | |

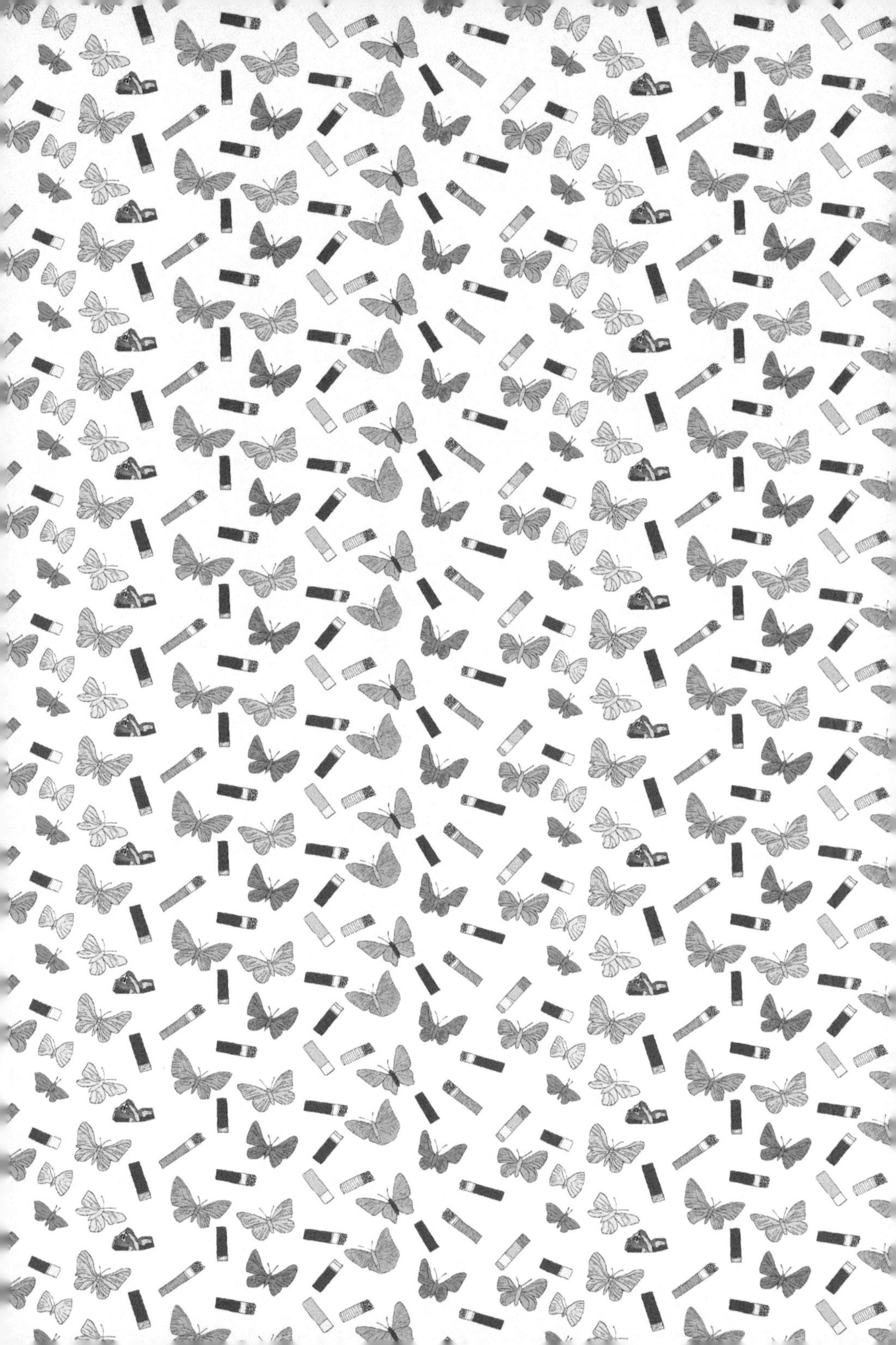

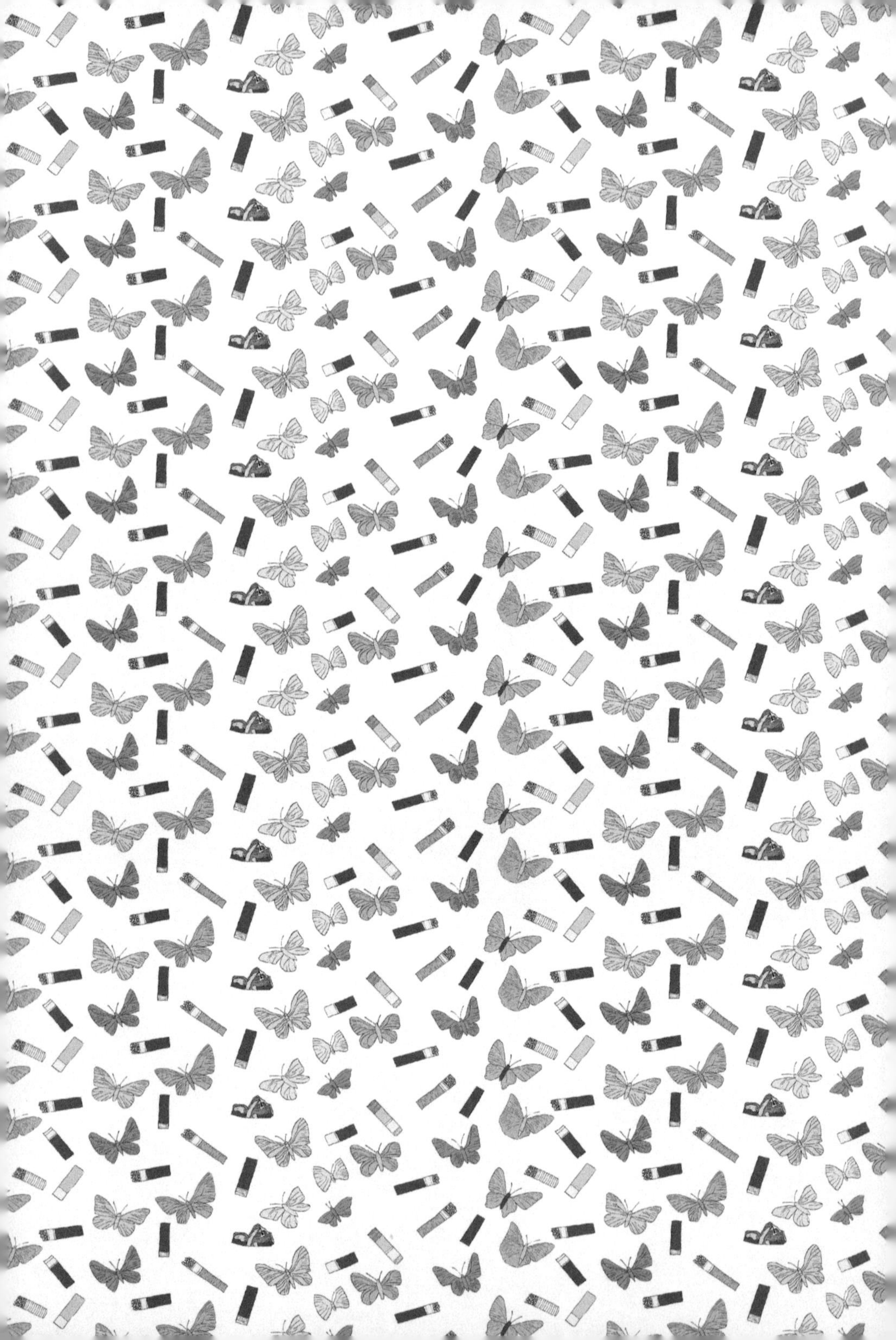

FSC
www.fsc.org
MIX
Papier | Fördert gute Waldnutzung
FSC® C083411

Kolibri 360 GmbH
Ferdinand-Jühlke-Straße 7
99095 Erfurt, Deutschland
produktsicherheit@kolibri360.de